减脂

唐黎之 著

控糖

天津出版传媒集团

天津科学技术出版社

目 录

第三章

科学减糖，
又瘦又美又健康

第四章

吃着吃着就瘦了：
生酮饮食与轻断食

过去几十年来，我们的饮食习惯发生了巨大的变化，高糖、高碳水化合物的摄入量剧增。与此同时，肥胖、糖尿病和代谢性疾病的发病率也呈现出快速上升的趋势。为了逆转这一趋势，重新找回身体的健康和活力，我们迫切需要一种科学可行的方法。

低碳生酮饮食，是一种基于控制碳水化合物摄入量和适当增加健康脂肪摄入的饮食方法。通过减少碳水化合物的摄入，迫使身体转向利用脂肪作为主要能量来源（通常情况下，身体的主要能量来源是糖类），从而促使体内产生被称为"酮体"的化合物。这种身体燃烧脂肪的代谢状态，被称为"营养性生酮状态"。这种生酮状态不仅有助于减轻体重，还被证实对提高代谢、改善脑功能和血糖稳定能起到积极的作用。

此外，轻断食也是一种较为温和的减重方式。作为一种时间限制性饮食方法，轻断食强调在一天中有限的时间窗口内进食，而在其余时间里禁食。这种饮食模式能够调整身体的代谢节奏，促进脂肪燃烧和自我修复的过程，不仅有助于减轻体重，还能够提高能量水平。

本书不仅阐明了低碳生酮饮食和轻断食的原理、科学依据以及对身体代谢的影响，还深入解析了这两种方法如何相辅相成、互相促进，以达到更好的健康代谢和减重效果。

通过阅读本书，你将对低碳生酮饮食有更科学全面的了解：（1）如何通过调整饮食结构，使身体进入生酮状态；（2）我们的身体如何把燃料来源从糖类切换为脂肪，实现有效减重；（3）选择健康脂肪的重要性，以及如何合理摄入蛋白质和蔬菜，以满足身体的营养需求。

在轻断食方面，你将了解：（1）如何通过限制进食的时间窗口，帮助身体更好地管理能量和代谢过程；（2）轻断食是如何对血糖稳定、胰岛素敏感性和心理健康产生积极影响的；（3）轻断食如何促进自噬作用，清除老化细胞，提高身体的再生能力。

本书的目标是为你提供实用的信息和工具，让你更好地了解身体的需求和信号，并帮助你建立正确的饮食观念和习惯，将低碳生酮饮食和轻断食融入日常生活，实现持久的减重和代谢健康。本书分享的成功减重和健康管理的策略，将为你提供实践指导和个性化的建议。这些建议能够帮助你克服在减重过程中的种种挑战，有效应对身体和心理的变化。

现在，请与我一同踏上低碳生酮饮食和轻断食的旅程。在这段旅程中，我们将一起探索低碳生酮饮食和轻断食的潜力，了解它们是如何帮助我们改善身体健康、减轻体重、提高代谢的。

我相信，通过科学的方法和持续的努力，每个人都可以实现健康和理想体重的目标。在这个过程中，你将不仅仅是减轻体重，更重要的是拥有健康的身体、充沛的能量和持久的幸福感；你将发现自己拥有无限的潜能和力量，可以改变自己的身体，甚至改变自己的生活。

衷心希望每一位读者在本书的陪伴与引导下，能够摒弃陈旧的饮食观念，超越传统的减肥方法，向前迈进；能够拥抱低碳生酮饮食和轻断食的理念，重新定义健康与减重的标准；能够以科学为指导，以身体的自然节奏为引导，为自己的代谢健康和身体形态赋予全新的意义。

让我们一起追求健康与轻盈的目标，为自己的身体和未来投资。让低碳生酮饮食和轻断食成为你迈向健康、活力和自信的里程碑。无论你是希望减轻体重、改善代谢健康，还是追求更高的生活质量，本书都将成为你的指南和伴侣。

第一章

减肥中的那些"坑"

减肥的"坑"你踩过几个

减肥过程中有太多的"坑",它们往往就隐藏在那些看起来似乎有效,实则短期、极端的方法中。这些方法共同的问题在于,忽视了身体所需的营养和健康。比如以下几种:

1. 盲目节食

这是一种过度限制食物摄入的方法,也是最常见的一种减肥方法。虽然减少摄入的热量可以使体重减轻,但长期节食会引起一系列问题。首先,节食使得日常食物摄取量过低,因此身体无法获得所需的各种营养素,最终导致营养不良。其次,节食会导致基础代谢率下降,使减肥变得更加困难。此外,过度限制食物摄入还会导致心理上的压力和情绪波动。

根据调查发现,节食在众多失败的减肥方法中高居第一名。其主要原因在于，虽然控制饮食有一定的减重效果，却难以做到持之以恒。比如，由于过度节食造成营养不足而导致基础代谢变差，反而让体质变得更不易瘦，一直看不到成果，自然很容易就放弃。又如，努力却始终没有好结果会让人逐渐暴躁，忍不住暴饮暴食，最后因为反复的挫折情绪而放弃减肥。

2. 水果减肥法

这种方法是将水果作为主要的食物来源，通过减少脂肪的摄入以达到减肥目的。水果富含维生素、矿物质和纤维，但它们并不能提供身体所需的所有营养。依靠水果独立减肥可能会导致营养不均衡——缺乏蛋白质、脂肪和其他重要的营养素。此外，某些水果含有较高的糖分，如果过量摄入可能会导致血糖波动和能量摄入过多。

3. 辟谷

辟谷是一种极端的减肥方法，要么完全禁食，要么只摄入极少食物。这种方法可能导致严重的营养不良和健康问题。例如，辟谷会使得身体无法获得足够的能量和营养，从而导致肌肉流失、体力下降、免疫力降低等。此外，辟谷还可能引发心理上的压力和食物与身体关系的紊乱。

4. 七日减肥法

这种方法通常以短期内快速减重为目标，极端限制食物摄入量或采用不科学的饮食组合。例如，每天只摄入固定且单一的食物。然而，这种快速减肥往往是不可持续的。一旦恢复正常饮食，体重很容易反弹。此外，严格限制食物摄入可能导致营养不良和身体功能紊乱。

5. 特效减肥药物或保健品

依赖药物或保健品来快速减肥，常常伴随着副作用和健康风险。这些产品可能会导致心律失常、高血压、消化不良等健康问题。

6. 排泄剂和泻药

使用排泄剂和泻药来促进排便，以期减轻体重。这种方法并非真正的减脂，而是仅减少体内的水分和消化物质，不仅对健康有害且易导致依赖性。

7. 饥饿减肥

故意将自己饿到极限，以期达到减肥效果。这会导致营养不良、肌肉流失、代谢降低等问题，而且在饥饿结束后容易出现暴饮暴食，导致体重反弹。

　　减肥不应以身体健康为代价，而应是一个健康、持久的过程，通过合理的饮食控制、适量的运动和改变不良生活习惯来实现。

少吃多动，为什么还是瘦不下来

　　我的一位患者，严重肥胖，血糖和血压都高，重度脂肪肝，超重30千克。我们都非常清楚，如果减轻一些体重，肯定会有助于改善她的病情。我详细采集了她的病史，询问了她的饮食结构。她一直都遵循大多数医生推荐的吃低脂食物，喝低脂牛奶，避免摄入各种油脂，尽可能吃瘦肉和水煮菜，吃鸡蛋也不敢吃蛋黄……

　　她每天都在挨饿，同时每周还要疯狂地锻炼六天，最后一天终于不用运动了，却陷入了深深的自责——为什么自己就是瘦不下来？即便瘦了不少，很快又会被饥饿感打败——开始"报复性"进食。结果体重反弹，甚至比之前还胖。这样的结果到底该怪谁？

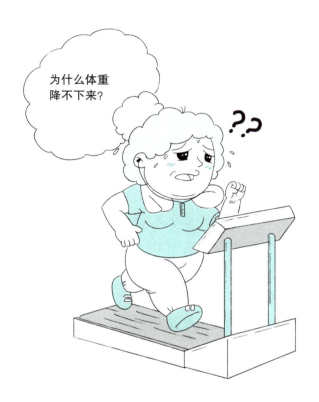

你的肥胖真的是吃出来的吗？

很多人有一种习惯性的归因模式，认为如果一个人减肥失败，那就是他太懒惰，他还不够努力，他管不住自己的嘴……这一系列的责备其实忽略了减肥的关键影响因素——激素的作用。按理说，假设一个人每天摄入热量 2000 千卡，消耗热量 2000 千卡，如果能够通过一些方法制造热量差，比如每天减少 500 千卡摄入或增加 500 千卡的消耗，减肥就会成功。但结果往往事与愿违，想用这种方法来减肥，反而大概率会复胖，同时还会导致基础代谢率下降。

如果你不想掉进这种减肥的"坑"，就必须放弃传统的热量理论。现在，就让我们一起重新认识一下热量吧。

大家都知道，吃激素会让人发胖。比如，那些由于某些疾病不得不服用糖皮质激素（如泼尼松、地塞米松等）的人，服药后就开始长胖，主要表现为中心性肥胖——四肢纤细，腹内脂肪明显增多。

内分泌科有一种病征叫库欣综合征，这种病征会导致皮质醇分泌异常增多。库欣综合征患者通常会有中心性肥胖的症状，同时伴随血糖、血压、血脂的异常。如果通过手术切除分泌这种激素的肿瘤，即激素分泌异常的问题解决后，患者的肥胖和代谢性疾病也会很快得到改善。

此外，你一定听说过所谓的压力肥吧，这也是皮质醇在捣鬼。皮质醇又被称为压力激素，当我们处于高压时，身体会分泌更多的皮质醇，如果长期处于高压之下，就很容易导致肥胖。

所以，不管是因为治疗某些疾病而服用激素，还是自身分泌相关激素增多，均会导致肥胖。抛开激素，光用热量那一套理论来探讨肥胖是行不通的。

现在我们了解了造成肥胖的潜在因素是激素水平异常，而目前导致肥胖最重要的激素之一是胰岛素。胰岛素是促进脂肪合成的激素，如果胰岛素一直处于高位，身体对葡萄糖的吸收和脂肪的合成作用过强，就会导致能量储存过剩，进而引发肥胖。

当胰岛素分泌过多或过于频繁时，血液中胰岛素的水平会持续升高，甚至引发高胰岛素血症。长期的高胰岛素血症会导致胰岛素抵抗——胰岛素促进葡萄糖摄取和利用的效率下降，以及胰岛素敏感性较低，即细胞对胰岛素的反应降低。这意味着身体需要更多的胰岛素才能维持正常的血糖水平，因此体内胰岛素的分泌又会不断增加，进而又会促进脂肪的合成和储存，导致体重增加。

举个极端的例子，如果患者的胰腺长了胰岛素瘤，就会导致血液中的胰岛素水平极高，体重逐渐增加的同时，患者会反复出现低血糖症状。通过手术切除肿瘤后，患者的低血糖症状就会消失，体重也会逐渐下降。很明显，在这个例子中，胰岛素分泌的增加就是让人发胖的关键原因。

当然，除了胰岛素瘤患者会因为肿瘤导致胰岛素增加而出现低血糖外，其实很多肥胖的朋友在胰岛素抵抗阶段也会因为血液中胰岛素水平较高，常常发生餐前低血糖反应，不到饭点就饿得不行。后面我会讲到更多胰岛素抵抗的症状。

研究表明，长时间在同一部位注射胰岛素，会导致该部位脂肪肥大，很多1型糖尿病患者都会出现这种情况。糖尿病患者长期注射胰岛素体重也会慢慢增加。常有患者产生这

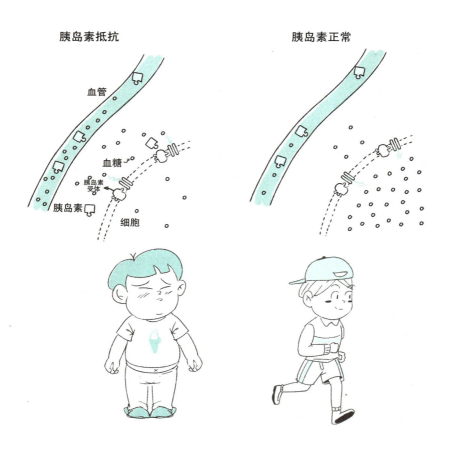

胰岛素抵抗　　　　　　　　　　　　　　胰岛素正常

血管

血糖

胰岛素受体

胰岛素

细胞

样的疑惑：医生，你不是说让我减重吗？可是我打了胰岛素却越来越胖，这不是自相矛盾吗？很多超重／肥胖 2 型糖尿病患者，除了在严重高血糖和一些应激手术外伤或者感染等必须要使用胰岛素的情况下，其他情况不得注射胰岛素。因为这类患者体内胰岛素已经够多了，只是敏感性下降，胰岛素抵抗了，再注射胰岛素也是无济于事，只会雪上加霜，让他们更加肥胖。

显然，有的肥胖与食量大小或者热量摄取并无直接关系，而是由于激素性紊乱导致的。除了我们前面说到的皮质醇和胰岛素会引发肥胖，甲状腺功能减退（简称"甲减"）的患者也特别容易发胖，因为甲状腺激素失衡会影响我们的正常代谢。

另外，有些雌激素过高的女性也会肥胖，通常表现为明显的梨形身材。可以说，肥胖和皮质醇、胰岛素、甲状腺激素、雌激素等激素息息相关。如果你已经少吃多动仍然瘦不下来，或许是因为没有从激素紊乱的角度去调整饮食。

肥胖的罪魁祸首是热量超标？

在超市购物时，你是否会一直比对营养成分表上的热量来决定选购什么食品呢？还是说你有一个 App（应用软件），会每天帮你精确计算吃下去的食物的热量总值？抑或是，你听专家讲每天摄入的热量值越低就越能瘦身，所以你一直在找寻所谓的低热量食物？所以，这些年你一直把减肥失败的责任都归咎于能量计算与能量控制做得不到位。

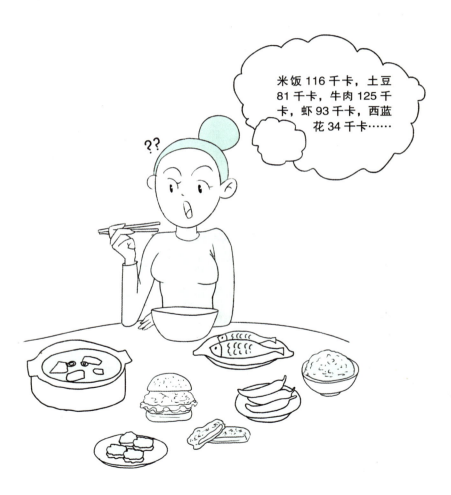

当我们有意识地开始关注能量的摄取之后，我们经常会计算能量摄入与能量消耗的差值，以确保自己不会因为热量超标而变胖。但事实上，这样的计算方式非常不准确，因为人体的运行机制要远远复杂于这种简单的能量进出模式。

举例来说，你真的相信吃 500 千卡的糖与吃 500 千卡的蔬菜沙拉对身体产生的影响是一样的吗？你会不会觉得哪里怪怪的？一个人每天跑步 30 分钟，估计每天会多消耗 300 千卡的能量，按照这样计算，这个人应该不久之后就会瘦掉很多吧。但事实是，刚开始确实瘦得比较明显，但后来体重就越来越难减下去了。所以，这中间肯定出了什么问题。

食物被摄入体内后，身体内部的反应其实相当复杂，复杂到可能使用最高端的仪器去检验，也未必能监测出所有的变化。

举例来说，相同分量的同种食物能量是相同的，但它们在每个人体内被吸收利用的程度却不同，这是因为身体对食物的吸收利用率是因人而异的。即使是对同一个人而言，相同分量的同种食物放在不同的时间段吃，带来的结果也不同。还有，相同分量的同种食物，是一餐吃完还是被分成好几餐吃完，带来的影响也不同。除此之外，即使相同分量的相同食物，在一样的时间、分相同的餐次吃，在受到不同压力的影响下，结果也会不一样。

通过运动来消耗热量也是一样的情况。就拿跑步来说，我每天跑 30 分钟，预计会燃烧 300 千卡的能量，那么我跑 30 天就消耗了 9000 千卡，也就是我身上大约 1 千克的脂肪会被消耗掉，对吧？但事实却是，我不仅没有每个月瘦大约 1 千克，而且瘦的速度还会越来越慢，甚至停滞不变。

怎么会这样？那是因为我们的身体非常会节能，也非常聪明，它会不停地往更省力、更有效率的方向去学习与成长。在速度没有提升、距离没有变长、强度没有变大的情况下，身体适应并调整之后，保持一样的速度跑一样的距离所消耗的能量会大大减少，所以才会越跑越没有效果。这也就是为什么单纯靠能量计算来控制自己的饮食摄入量或运动量会有很大的误差。

因此，光靠计算热量来减重或者维持身材是很不科学的。我们的身体可不像泳池里的水，多出来的水简简单单就能排出去。对于身体的能量来说，这一千卡并不等于那一千卡。你每天精确地计算着热量，还不如学点实用的营养学和运动方案来得直接。

比如，你会发现你喝下去半瓶可乐或吃两口冰激凌，热量值并没有多少，跟吃掉一碗水果沙拉差不多；甚至你喝掉一整瓶可乐，吃掉一整碗冰激凌，也就跟吃一顿饭差不多的热量。但你忽略了这些糟糕的食物会让你的胰岛素水平升高，影响消化吸收,改变你身体的储能方式。而且通常这些食物还没有饱腹感,会让你越吃越饿。这就是为什么零食或者所谓的垃圾食品更容易让你发胖,而同样热量的蔬菜、水果、坚果、粗粮、肉类反而会因为更容易让你产生饱腹感而降低你对更多食物的摄入需求。

有些人为了减肥,连续好多天都只吃苹果或黄瓜,甚至只吃超低热量的所谓的减肥饼干、减肥代餐——这些人明显就是跟热量值杠上了。而这种饮食方式被称为自残式的断热量饮食。几天以后,体重或许是轻了,但整个人的气色一定变得更差,脾气也会逐渐暴躁,如果是女性的话,甚至会导致经期紊乱。最终,他们很可能还会忍不住暴饮暴食,结果体重飙升,比以前还要重。

我们的身体所需要的营养多达几十种,缺少了任何一种或几种身体都没有办法正常运转。而如果消耗热量的机能受损,那么我们想要成功减肥就很难了。你只看热量值来选择单一食物,就会导致营养获取不充分,时间长了身体一定会扛不住,哪还有力气去减肥呢?纯靠热量值来选择食物简直就是自欺欺人。

近几十年的研究已经陆续证明,吃得多,并不一定会胖;吃得少,也不一定就瘦。关键在于你吃下去的营养素比例如何。100千卡面包、100千卡含糖饮料、100千卡蔬菜、100

千卡水果、100 千卡肉、100 千卡脂肪，你以为对身体造成的结果会相同吗？如果在看这本书之前，很多人一定会认为的确如此。然而现在，相信大家都会说不一样，甚至我们可以把热量分为好热量与坏热量，简单来说，大家最喜欢的糕点、面包、零食、饮料就是标准的坏热量。

请大家记住，胖瘦与否的关键不在热量，而在于你吃了什么！因为不是所有的热量都完全相同，我们身体的激素对待它们的反应也是不同的。某些类型的热量能够促进脂肪燃烧，而另一些则会导致脂肪堆积。

看得见的脂肪和看不见的脂肪

在日常生活中，你是否遇到过那种明明看起来并不胖却整天喊着要减肥的女孩儿？又或者有些人体重相差不大，可一个看起来很胖，另一个看起来却身材匀称？你是否也注意到了，有的脂肪很容易被看见，而有的脂肪却很难被发现？

人体的脂肪通常有两种主要的储存模式。一种是女性脂肪储存模式，即由于雌激素的作用，脂肪主要存储在皮下。这种储存模式的特征是臀部和大腿脂肪多，上肢和躯干脂肪较少，典型的梨形身材。相对应的是男性脂肪储存模式，通常内脏脂肪含量高，典型的是大肚子、苹果形身材。一般有脂肪肝的人，大概率就是内脏脂肪型的肥胖。还有些人是全身性的胖，那就是两种模式都有。

想知道你是哪一种脂肪存储模式，不妨动手抓一抓。如果你能抓起身上的肉肉并能够摇晃它，那它属于皮下脂肪的可能性大。如果你抓不起你的肉肉，肚子硬邦邦、圆鼓鼓的，低下头也看不见你的脚，就说明你的内脏脂肪含量更高。

　　皮下脂肪较多的人通常身材会不大好，而内脏脂肪过多则会影响我们的代谢，导致三高、四高，所以别太担心自己身上可以晃动的脂肪，这种脂肪虽然不好看，但好过肚子里面的内脏脂肪。你身上是哪一种类型的脂肪呢？现在可以抓一抓你的肚子。

　　究竟体重达到多少就属于超重，需要减重呢？还是只要看着不够苗条的人都应该减重呢？

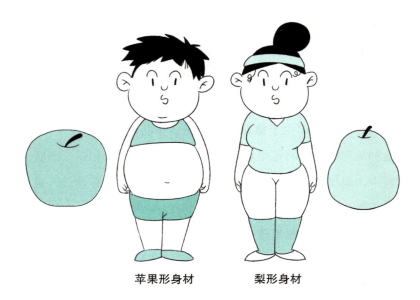

苹果形身材　　　　　梨形身材

　　尽管减重是比较主观的选择，但我们还是需要通过科学的方法进一步了解自己的身材，避免盲目甚至过度地减重，从而影响自己的身体健康。接下来，我将分享几种简单且科学的判断超重或肥胖的方法，大家可以通过以下标准来了解一下自己是否需要减重。

1. 体重指数（Body Mass Index，BMI）

　　BMI 又称身体质量指数或体质指数，是一种常用的衡量体重和身体组成的指标，计算方法为：BMI= 体重（千克）除以身高（米）的平方。根据世界卫生组织的分类标准，BMI 在 18.5 以下为体重过轻，18.5 ~ 23.9 为正常体重，24 ~ 27.9 为超重，28 及以上为肥胖。

2. 腰围

　　腰围是评估中心性肥胖的重要指标，即腹部脂肪积聚的程度。通常，男性腰围超过 90 厘米，女性超过 80 厘米，被认为存在腹部肥胖。

3. 腰臀比（Waist-to-Hip Ratio，WHR）

　　腰臀比是通过测量腰围和臀围的比值来评估脂肪分布的指标。较高的腰臀比提示中心性肥胖，即腹部脂肪较多。相较于 BMI，WHR 能更准确地评估健康风险，因为 WHR 能够反映内脏脂肪堆积的位置，而这恰好与心脏病和 2 型糖尿病有关。以下是一般适用的腰臀比肥胖判断标准：

女性	男性
小于 0.8 为正常范围	小于 0.9 为正常范围
介于 0.8 ~ 0.85 为相对增加的风险	介于 0.9 ~ 0.95 为相对增加的风险
大于 0.85 为中心性肥胖	大于 0.95 为中心性肥胖

4. 体脂含量

体脂含量又称体脂率或体脂百分数，是人体内脂肪重量与人体总体重的比值，反映了人体内脂肪含量的多少。可以通过身体成分分析仪或测量皮褶厚度等方法，来评估身体的脂肪含量，常见的测量方法包括双能 X 射线吸收法（DEXA）、生物电阻抗法等。以下是一般的体脂率分类标准：

女性	男性
低于 18% 为瘦型或过瘦	体脂率低于 10% 为瘦型或过瘦
18% ~ 28% 为正常范围	10% ~ 20% 为正常范围
29% ~ 35% 为超重	21% ~ 28% 为超重
35% 以上为肥胖	28% 以上为肥胖

需要注意的是，这只适用于一般人群的体脂率分类标准，其可能会因个体差异、年龄、性别等因素而有所不同。此外，体脂率的判断也需要结合其他指标如 BMI、腰围等来综合评估。

5. 脂肪分布

通过测量腹部、大腿、臀部等部位的皮褶厚度来评估脂肪分布的情况。不同部位脂肪的积聚情况可反映身体的脂肪分布形态，如苹果形、梨形等。

以上是常见的几种评估肥胖的方法，每种方法都有其特定的优缺点。综合多种指标进行评估可以更全面地了解身体的肥胖情况。

规律的睡眠是减肥成败的关键因素

睡眠不足会导致体重增加吗？

答案是肯定的。研究证明，睡眠时间少于同龄人的成年人更容易超重或肥胖。

是什么原因导致这样的结果？先来看两组研究数据。研究显示，每晚睡眠时间少于 5 小时的人患肥胖的可能性几乎是睡眠时间 7 ~ 9 小时的人的两倍。在一项从 1986—2002 年针对 68000 名女性生活习惯的追踪研究中发现，持续的睡眠不足会引起体重增加以及其他多种健康问题。缺觉会导致体重增加，无论是成人还是儿童。

睡眠不足与荷尔蒙的变化

造成这种结果背后的原因到底是什么？

其实脂肪增加或者减少，通常是荷尔蒙变化或失调的结果。这就是为什么患甲减的人，体重会增加并很难减下来，也是女性在怀孕期间体脂增多的原因。

我们身体中的激素具有相当大的威力，如果你想减肥成功，就得动动脑筋，好好研究一下荷尔蒙。它不仅可以调节体重，而且对整体健康有很大影响。

下面我们就来了解一下缺乏睡眠是如何影响荷尔蒙并让你发胖的。

1. 瘦素与饥饿素

瘦素（Leptin）是一种由脂肪细胞分泌的激素，它会降低你的食欲。饥饿素（Ghrelin）是一种增加食欲的激素，也会影响体重的增减，当你变瘦的时候，瘦素（也就是食欲抑制剂）水平会降低；而当你长胖的时候，瘦素水平会升高。

这听上去有点矛盾是不是？瘦素水平高了，应该能更好地抑制食欲才对，为什么反而会更胖？

这是因为许多肥胖的人已经对瘦素的食欲抑制作用产生了抵抗。正如胰岛素抵抗的人身体分泌了很多胰岛素反而后期出现血糖升高发生糖尿病是一样的道理。而引发瘦素抵抗的原因之一就是缺乏睡眠，或昼夜颠倒（生物钟紊乱），这在夜班工作者中很常见，例如医生、护士。

研究发现，当睡眠不足时，我们的身体会产生更多的饥饿素。也就是说，缺觉会让你吃得更多。科学家认为，瘦素水平会随着睡眠时间的增加而增多；饥饿素则相反，会随着睡眠时间的增加而减少。这两种荷尔蒙对身体调节脂肪代谢起到很大作用。所以，如果你想减肥，就需要处理好这两种激素的关系。

2. 胰岛素

胰岛素是另一种对调节体脂起重要作用的激素，它也会受到睡眠的严重影响。

胰岛素的工作是将血液中的糖输送到身体需要的器官和组织中，并调节血糖水平。如果胰岛素的功能出现问题或发生胰岛素抵抗，就会导致包括肥胖、糖尿病等一系列健康问题。

除了不健康的饮食习惯以外，睡眠不足也会造成胰岛素抵抗。现在我们知道荷尔蒙紊乱会对身体有多大的危害了吧。一方面，饥饿素增加，使你在一大早起床后就感到饥肠辘辘，甚至半夜睡不着觉的时候也想着吃；另一方面，胰岛素抵抗会使你的血糖水平一直处在高水平，身体中的糖无法被完全代谢并被转换成脂肪不断地储存堆积，这又进一步加重了胰岛素抵抗和瘦素抵抗。结果就这样进入了一个恶性循环的状态。

3. 压力和皮质醇

睡眠会影响到另一种激素——皮质醇。

皮质醇通常被认为是人体的"压力"激素。精神压力大会使你的大脑无法放松和安静下来，即使身体已经非常疲惫了，但躺在床上时大脑仍然在飞速运转，使你更难以入睡。这样的结果是导致皮质醇水平升高，皮质醇过多会使你的新陈代谢紊乱。同时，你会更加渴望甜食和脂肪含量高的食物来缓解紧张的神经。

另外，皮质醇水平升高也会影响葡萄糖代谢，减少脂肪燃烧，导致胰岛素抵抗，并抑制褪黑素的生成。

4. 褪黑素

褪黑素通常被认为是"睡眠激素"。这种激素会告知大脑现在是白天还是黑夜，从而使身体调整相应的代谢过程。

褪黑激素还具有抗氧化特性，能帮助我们抵御疾病和对抗炎症，但它在体内最重要的作用是增加胰岛素敏感性并控制能量消耗水平，以及调节瘦素和饥饿素的分泌。室内光源，包括手机、电视屏幕的亮光都会影响褪黑素的产生。所以，如果你晚上躺在床上不睡觉黑着灯看手机，除了对眼睛不好以外，还会减少褐黑激素的分泌。

保持良好的睡眠环境，有助于保持健康的褐黑素水平，同时还可以增加胰岛素敏感性，帮助身体燃烧脂肪。

5. 生长激素

这是睡眠不足影响到的另一种激素——生长激素。它能帮助人体肌肉组织的生成和增加骨密度，并有助于脂肪的燃烧。

当我们处于深睡眠状态时，生长激素释放量最多，所以，即使你每天晚上睡 8 小时，但没有深睡眠，也就是睡得很轻、容易醒，那么生长激素水平也不会很高。因此，除了延长睡眠时间以外，睡眠的质量也很重要。

如何睡才能越睡越瘦？

如何通过改善睡眠来减肥呢？我们了解了缺乏睡眠会导致肥胖的原因，接下来的两个问题是：每天需要睡几小时才合适？如何提高睡眠质量？

第一，睡几小时才合适？

2015 年的一项研究表明，一般健康成年人每晚的睡眠时间应保证在 7 ～ 8 小时，以达到最佳的健康状况。每晚不到 7 小时的睡眠会增加肥胖、糖尿病、高血压、心脏病、中风、抑郁症和死亡的风险。此外，还会导致免疫功能受损、大脑反应能力下降、错误概率增加等。

第二，如何提高睡眠质量？

晚上睡不着觉是件很痛苦的事情，既得不到充分休息，又影响第二天的工作、学习和生活，长期下来更会影响身体的健康。现在再加一条，增加体重。这些是不是已经足够引起你的重视了？你可以试试下面这些方法，来提高睡眠质量。

优化睡眠环境。卧室的灯光、噪声、温度等都会影响睡眠。尽量创造一个安静、放松、干净、舒适的环境，可以帮你尽快入睡。

早点儿吃晚饭。吃完东西就睡觉会影响休息，你肯定有过这样的体会。因为你的胃正在紧张地工作，它不休息，也不会让你的大脑彻底放松。

睡前避免喝含咖啡因或酒精的饮料。不要在睡觉前喝咖啡、浓茶或酒精饮料，它们会使你的神经更兴奋，导致无法入睡。

把手机留在卧室外。手机或平板电脑的蓝光不仅对视力有害，还会影响褪黑素的产生。尽量保持卧室环境安静、舒适，更主要的是黑暗，这样有助于良好的睡眠。

洗个热水澡。睡前洗个热水澡或泡泡脚，能够让你的身体放松，提高睡眠质量。但一定要把头发吹干后再睡觉。

补充褪黑素。褪黑激素是重要的睡眠激素，它告诉你的大脑什么时候应该放松和睡觉。褪黑激素补充剂是一种非常受欢迎的助眠剂，常用于治疗失眠，可能是最容易入睡的方法之一了。

不要看紧张刺激的电视节目。如果你不希望睡不好觉或者做噩梦，那么最好在睡前避免看那些紧张刺激的电影、电视节目。可以读读书，听听轻音乐，轻松地和家人聊会儿天，这都能帮助你睡个好觉。

不要带着怒气入睡。如果白天发生了一些不愉快的事情，最好尽快解决，不要把怨气或怒气带到卧室里。学会给自己减压，保持积极乐观的心态。

养成规律的生活习惯。有规律的作息时间和生活习惯，可以使生物钟保持稳定，不仅有助于良好的睡眠，还对整体的身体健康有好处。

把锻炼安排在白天进行。如果锻炼太靠近就寝时间就会影响晚上的休息。至少在睡觉前 3 小时内避免剧烈运动，这样可以让你的身体在入睡前有足够的时间放松。人的一生大约三分之一的时间都在睡觉，而睡眠不足会导致体重增加和其他很多健康问题，长期睡不好觉更会加速身体器官的衰老。保持健康的生活和饮食方式，规律的作息时间，都会帮助你提高睡眠质量。

第二章

最好的瘦身不是不吃，而是多吃不胖

打造易瘦体质的秘诀：
提高基础代谢

　　不知道大家有没有发现，我们周围总是有这么一群人，他们毫不忌口，什么都吃，零食、甜点、冰激凌、巧克力、薯片，甚至饭量是我们的两倍。最可气的是，他们怎么吃都不长胖，似乎他们自己也不知道为什么自己多吃又不长胖。

　　其实我们也无须责怪老天不公，不长胖是有遗传基因影响的。有些人一整个家族都是瘦子，遗传基因会给他们多吃不胖的天生优势。但我们也不用灰心，虽说基因是不可改变的，但我们可以通过后天努力——提高我们的基础代谢，来打造多吃不胖的易瘦体质。不吃东西甚至觉得喝水都胖的朋友们，可能就是因为自己的基础代谢太低了。

　　导致我们基础代谢低的原因大致有如下几个方面：

第一，长期节食，营养摄入不足，代谢率慢慢下降。

举个例子，如果你的基础代谢是 1500 千卡，但你每日的食物摄入热量只是 1000 千卡，完全低于你的基础代谢值，身体会为力求达到一个新的平衡，用来自器官和肌肉的蛋白质补充食物中获取的能量不足。久而久之，你的基础代谢就会从原来的 1500 千卡降到 1000 千卡。

第二，长期抑制食欲导致报复性地暴饮暴食。

同样，如果你因为食物摄入的热量值只有 1000 千卡而导致你的基础代谢也降至 1000 千卡，而一顿没忍住，吃了跟以前没节食时一样热量的 1500 千卡，那多出来的 500 千卡差值就会变成脂肪囤积在你的身体内，身体就会变成喝水都胖的易胖体质。

第三，脂肪多肌肉少。

一般而言，脂肪和骨骼的代谢作用是较小的，而肌肉的代谢作用较高，因此基础代谢和肌肉多少是成正比的。脂肪高、肌肉含量低的人基础代谢值不会高。

第四，激素紊乱。

例如，甲状腺功能减退的人会特别容易肥胖，而甲状腺功能亢进症则会让人消瘦。如果怀疑自己的基础代谢水平低下，可以查一下甲状腺功能，因为甲状腺控制人体新陈代谢的速度。

第五，由于年纪增加导致代谢率降低。

人体的基础代谢在幼儿时期是最高的，随着年龄增长慢慢回落，到青春期还会再一次达到高峰，然后再慢慢回落。从 20 岁到 70 岁，我们的基础代谢值每 10 年降低 1% ~ 3%。当一个人的饮食没有变化却出现中年发福，可能就是因为基础代谢值降低了。

除此以外，疾病、睡眠不足、服用药物、环境污染、体重过轻、减重本身都会带来基础代谢值的降低。如果你基础代谢低，也不用太担心，我梳理了一些技巧来帮助你提高基础代谢。

易瘦体质是可以吃出来的

最好的瘦身不是不吃，而是多吃不胖。吃正确的食物，不仅不会让我们变胖，反而能够让我们越吃越瘦。

我们都知道，如果胰岛素水平一直处于高位，身体就会很难燃烧顽固的脂肪，所以，我们可以从降低胰岛素水平的饮食入手。比如，减少米、面、糖的摄入，选择高纤维、低

GI（升糖指数，反映某种食物能够引起人体血糖升高多少的能力）的复合碳水化合物。还可以适量摄取优质的蛋白质、好的油脂（如椰子油、橄榄油）、必要营养素（如 ω-3 脂肪酸、维生素 D、镁、钾、B 族维生素，这些不仅能够减少体内的炎症，补足营养，改善内环境，还有利于提高代谢）。

此外，肉类是低碳水中的蛋白食物，它能够帮助你将胰岛素稳定在一个较低的水平，有利于减重减脂。所以，想要减肥的朋友，不要再谈肉色变了，吃好肉能够促进你的代谢，鱼虾贝、鸡鸭鹅、牛羊猪都可以放心吃。

当然，除了吃，还要注重喝，水不够就没法燃烧脂肪。好好喝水、喝茶、喝黑咖啡，更能提高代谢，还能抗氧化，改善人体的内环境，包括排便利尿减轻水肿的情况。

好的肠道也有利于提高代谢。健康的肠道不仅能帮助我们更好地吸收营养，还有利于提高免疫力，改善炎症状态。因此，我们不能只吃肉，还应多吃新鲜蔬菜、低糖水果、纯有机苹果醋、泡菜、纳豆等，适量补充益生元和益生菌，帮助身体修复肠道细胞，调节肠道菌群。

了解了该吃什么，接下来就得考虑如何吃的问题了。这里我建议结合间歇性断食，为我们的健康代谢和科学减重锦上添花。我推荐 16+8 轻断食法，具体做法如下：

（1）每日进食 2 ～ 3 餐，其间不吃零食不加餐。

（2）进食需在 8 小时内完成，比如可以安排进食窗口为上午 10 点～晚上 6 点或者上午 9 点～下午 5 点。

（3）其余 16 小时不进食，当然可以喝水和茶。

适当的轻断食有利于提高代谢，但断食不当也会造成变向节食，则会降低代谢。所以，轻断食也要经常性变动一下，比如做一日一餐的断食，可以一个星期选两天做一日两餐，避免进入节食的状态。在后面的章节中，我还会介绍更多关于断食的内容。

加强锻炼，有效提高代谢

前面我们了解到，脂肪高且肌肉含量低的人基础代谢也会低。因此，加强锻炼增加肌肉含量是提高代谢的好方法。适当的训练，如有氧运动、力量训练、高强度间歇性训练等都是很好的选择。

先来说有氧运动，这是一种可以增强心肺功能的运动。它有助于提高心脏泵血的能力，以及肺和心脏将氧气输送到全身的能力。有氧运动的方式很多，例如，跑步、快步走、跳绳、骑自行车、登山、游泳、划船、跳舞、爬楼梯，或球类运动，如足球、羽毛球、篮球等。

如果你的主要目标是减肥，你需要更多地燃烧热量并增加肌肉质量，有氧运动的作用就是燃烧热量。你运动得越多，燃烧的热量就越多。如果你想减肥，则每周至少要做 5 天有氧运动，总时长至少 250 分钟，每次约 50 分钟。这个目标对大多数人来说很难达成。但做任何运动都比什么都不做要好，所以只要你动起来，每一分钟都很重要。

如果你觉得自己太忙，没有时间去健身房锻炼，那么你可以利用碎片时间进行运动。比如，用爬楼梯取代乘电梯，骑自行车上下班或者多走两站地再乘公交等。其实，除了刻意的锻炼和运动以外，你每天所做的任何身体活动都能消耗热量。有个词叫作 NEAT，指的是"非运动活动产热"。比如洗衣服、做饭、打扫卫生、购物、遛狗，甚至演奏乐器等。如果你能增加 NEAT 的时间，即使不参加更多的体育锻炼，你的新陈代谢也会提高，从而燃烧更多的脂肪。

力量训练是使用阻力来增强肌肉力量和耐力，因此也被称为阻力训练。力量训练包括举重或在举重器械上进行重复练习，使用阻力带做俯卧撑、深蹲等。

力量训练可以通过建立肌肉组织来保持体重。你的肌肉质量越高，新陈代谢率就越高。更多的肌肉也有助于你的身体燃烧掉多余的脂肪，如果你想减肥并保持体力，这一点很重要。所以，通过力量训练来锻炼肌肉能够加快你的新陈代谢，你的身体燃烧热量的速度也会加快。如果你想持续地减轻体重，可以尝试每周进行三到五次力量训练。与有氧运动不同的是，你不需要每天都进行力量训练，而且应该每两天训练之后至少休息一天。比如，如果你在周一和周二进行了力量训练，就需要在周三休息一天，然后在周四和周五再次训练。

有氧运动和力量训练应当结合起来进行。有氧运动减脂，力量训练塑形，辅以健康的饮食，你会更快看到身形的改变。

增加肌肉还需要格外注意饮食。因为光锻炼不注意饮食，肌肉是很难自然打造成功的。蛋白质和铁都是肌肉所需要的营养，我们每天需要摄入占一天总热量 25% ～ 30% 的蛋白质来缓解肌肉的流失。而铁的摄入非常好理解，大力水手的故事大家都听说过吧，告诉我们多吃菠菜的重要性。增肌需要更多的铁，也是这个道理。我们可以通过一周吃一两次猪肝来补充身体所需的铁，还有每天摄入足够多的深色蔬菜。

除了饮食，休息不好也会减弱我们新陈代谢的能力。脂肪的分解、肌肉的合成生长都离不开充足的睡眠，所以增肌还需要充足的睡眠作为保障。避免熬夜，每天晚上 11 点到次日早上 6 点这段时间保证优质的睡眠，身体才能获到更好的代谢能力。尽量在晚上 11 点之前睡觉，10 点之前更好，这有利于促进合成肌肉生长激素的分泌，以及分解脂肪的瘦素分泌，同时，睡好觉也能减少压力激素皮质醇的分泌。如果你晚上熬夜再来点夜宵就会刺激胰岛素的分泌，导致肌肉消耗，脂肪增加，越来越肥，体脂率越来越高，代谢率也相对越来越低。

易瘦体质的打造法则是增强基础代谢。而增强基础代谢需要通过稳定胰岛素水平和增加肌肉来达到。所以，不节食、吃对的食物、结合轻断食，以及通过适度的锻炼、保持充足的睡眠来达到肌肉生长都是提高基础代谢的好方法。当我们掌握这些以后，离易瘦体质也就不远了。

主宰身材的终极
"大魔王"——胰岛素

很多人会问，为什么 20 岁的时候，我每天坐在沙发上吃薯片、喝可乐，没有运动却很瘦；现在我 30 多岁了，必须通过吃沙拉、每天只吃两顿饭、去三次健身房，才能够维持健康的体重。是不是我老了，或者新陈代谢变慢了？

其实你不用怀疑所谓的新陈代谢变慢，或者所谓的衰老学说。如果你不敢吃高热量的食物，天天通过这种低脂肪或者脱脂食品来减肥的话，不仅很难瘦下去，而且很容易复胖，甚至更胖。为什么呢？因为你的长胖可能是胰岛素抵抗在作祟。

很多人是因为糖尿病才认识胰岛素的，但胰岛素并不只和糖尿病有关。通过阅读前面的内容，我们已经知道，胰岛素还是导致肥胖的一种重要激素。如果你是腹型肥胖或者体内脂肪含量非常高，又或者你是离不开主食、甜食这类人群，那你的肥胖多多少少都跟胰岛素抵抗有关。

多年来，胰岛素抵抗一直是营养学界、减肥界都热衷于讨论的一个诱发肥胖的重要原因。因为，胰岛素抵抗往往需要一段较长的时间——5 年、10 年甚至更久才能够显现出来。

你吃进身体的糖分日积月累地以脂肪的形式在你的身体里面储存下来，很难被察觉，因为它是慢慢发生的。而一旦出现了胰岛素抵抗，身体就特别容易储存脂肪，所以我们非常有必要了解一下什么是胰岛素抵抗。

弄懂胰岛素，减肥就成功一半

胰岛素实际上是主宰我们身材的终极"大魔王"。请打起十二分精神来，只要弄懂胰岛素，减肥就成功一半了。胰岛素是由胰腺内的 β 细胞分泌的一种激素，β 细胞呈岛状分布于胰腺内。胰岛素不仅能够调控人体内的碳水化合物与脂肪的代谢，还能维持体内血糖水平的稳定。它在人体内发挥着重要的生理作用。

促进葡萄糖的摄取和利用：胰岛素通过与细胞表面的胰岛素受体结合，促使葡萄糖进入细胞内。它主要作用于肌肉、脂肪和肝脏细胞，使这些组织对葡萄糖的摄取和利用增加，从而降低血糖浓度。

抑制肝糖原分解和糖原合成： 胰岛素抑制肝脏中糖原的分解，减少葡萄糖释放到血液中。同时胰岛素还促进肝脏将葡萄糖转化为糖原，使其储存起来，以备后续需要。

抑制脂肪酸分解和促进脂肪合成： 胰岛素抑制脂肪组织中的脂肪酸分解，减少游离脂肪酸释放到血液中。同时，胰岛素促进脂肪组织中脂肪酸的合成和脂肪的储存。

促进蛋白质合成： 胰岛素通过促进氨基酸进入细胞，并在细胞内激活蛋白质合成的途径，促进蛋白质的合成和细胞修复。

抑制脂肪酸氧化： 胰岛素抑制脂肪酸的氧化，使其更多地用于脂肪合成而不是能量产生。

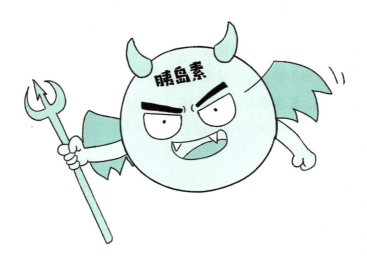

我们每天都会摄入大量的食物，以获取身体所需要的碳水化合物、蛋白质、脂肪等营养素。吃下去的食物经过消化系统，在体内转化为葡萄糖，并引起血糖逐渐上升。当血糖升高时，胰腺的β细胞开始分泌胰岛素，从而让血糖降到正常水平。

胰岛素就像一把开启房门的钥匙，胰岛素受体就是门锁，而细胞膜就像一扇大门。当胰岛素与受体结合后，等于把葡萄糖经过细胞膜的门打开了，从肠道吸收的葡萄糖进入血液并从细胞外转移到细胞内。葡萄糖在细胞内经过一系列代谢，主要在细胞线粒体内代谢后产生能量（三磷酸腺苷，ATP），供全身细胞使用。

如果进食过多，产生的葡萄糖就增多，机体可以把过多的葡萄糖在肝脏和肌肉中以糖原的形式储存起来，以备不时之需。如果肌肉和肝脏储存满了，过量的葡萄糖就可以转化为脂肪储存在脂肪细胞中，这样人的体重就会增加，就会变胖。

有人称胰岛素为"肥胖激素"，也有人叫它"存储激素"。我个人不喜欢这样称呼胰岛素，因为这好像在说胰岛素是不好的东西一样。如同有人会把胆固醇分为好的与不好的，并将低密度脂蛋白称为不好的胆固醇一样。

我个人比较喜欢称胰岛素为"合成激素"，因为胰岛素有促进合成代谢的作用，能够有效地促进脂肪及蛋白质的合

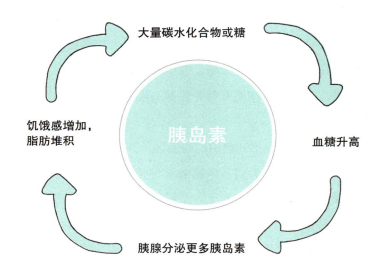

成，同时也可以有效地促进糖原的合成，从而抑制蛋白质和脂肪的分解，发挥强大的降血糖功效，对身体起着重要的作用。

很多人之所以不喜欢它，就是因为它会促进血液中过多的能量合成脂肪并储存起来，然后人就变胖了。但是，别忘了，储存能量本来就是人体的本能，否则无论你怎么吃，体内永远只有两三千卡能量可用，那还了得。

每克脂肪可以产生 9 千卡能量，一个体重 80 千克、体脂率 20%（脂肪占身体重量的 20%）的人，身体内就有 16 千克的脂肪。也就是说，不去考虑碳水化合物与可以"拆下来"

用的蛋白质，单是脂肪也能提供 144000 千卡（16000×9）的能量。相对人体所需来说，这个数量几近无穷无尽。要知道，普通人跑步 1 小时也只消耗大约 600 千卡的能量。

在遇到饥荒、灾难、极寒天气时，人体的脂肪更是显得无比重要。我们身体里储存的葡萄糖大约只能提供 2000 千卡的能量（只能满足 1 天的总代谢所需），因此如果没有储存脂肪，人就必须每天进食，否则会马上死掉。

另外，你还要知道，当体内没有胰岛素或是胰岛素产量不足时，摄入的食物没有办法转化为能量供人体使用。例如，1 型糖尿病患者或者 2 型糖尿病晚期患者胰岛功能衰竭，如果没有补充胰岛素，他们就会一直消瘦下去，直到死亡。所以，胰岛素是大坏蛋吗？才不是呢！

然而，是什么原因让许多人"谈胰色变"呢？

胰岛素水平高的时候，身体会进行合成代谢，同时分解代谢就会被抑制。讲得更简单一点，也就是在胰岛素水平高的情况下，人体无法或很难分解体内储存的脂肪以供能。这就好像你明明在银行里存了一大笔钱，却不能取出来用一样。所以，若胰岛素水平一直很高，不仅会积累更多的脂肪，还会增大食量，那我们几乎不可能减肥成功。

胰岛素水平升高其实是一个非常容易发生的过程。因为只要血糖高到一定程度，胰岛素水平就会升高。胰岛素的工作就是把血液里的葡萄糖存放到细胞里,以备使用,而且是优先使用。如果细胞中已经存满了葡萄糖,但血液里还有很多能源,那么不管是血糖还是血脂,都会在胰岛素的作用下转化成脂肪储存起来。

为什么血糖会升高呢?原因有很多,在这里我们只讨论最好掌控的因素,那就是饮食。最容易让血糖升高的食物就是碳水化合物,接下来是蛋白质(蛋白质的升糖指数约为碳水化合物的一半),最后是脂肪。

近代医学工作者不停地反思,我们之前为了减肥而把脂肪摄入量降低,不敢吃肉,不敢吃油,把碳水化合物摄入量提高,这种做法是不是错了?当然错了!如果这是对的,为何肥胖、糖尿病与心血管疾病的发生率持续上升?而且患病的年龄层持续下降,越来越年轻?如果胰岛素是减肥的重点,那么控制会大幅度提升血糖的碳水化合物,即被精加工过的碳水化合物的摄入量,就是关键中的关键。

容易被忽视的胰岛素抵抗

接下来我想好好谈谈胰岛素抵抗。提到肥胖,就绕不开这个话题。据统计,有一半以上的中国成年人存在胰岛素抵抗,但实际数字可能更多。而且,这不是一个区域性问题,而是一个全球性问题。糟糕的是,绝大多数胰岛素抵抗患者并不知道自己已经患病，甚至从未听说过这种病。

胰岛素抵抗就是指机体对胰岛素的反应减弱。当细胞不再对胰岛素做出有效反应时，就会产生胰岛素抵抗。这种情况下，某些细胞需要高于正常水平的胰岛素才能产生与之前相同的反应。因此，胰岛素抵抗的主要特征是血液中的胰岛素水平较之前升高了，但胰岛素的作用却不如从前。

那么，为什么胰岛素的作用会降低呢？你一定听说过"狼来了"的故事。有个放羊的小男孩每天喊："狼来了！狼来了！"村民们一开始会全副武装地去对抗狼群，但是狼根本没有来。久而久之，村民对小男孩的呼喊声也就充耳不闻了，直到有一天狼真的出现在村子里面。

同样地，最开始的时候胰岛会大量地分泌胰岛素来帮你降血糖，可是时间一长，身体内的细胞已经看懂了胰岛素的小把戏，就不再听胰岛素的使唤了，这个时候就出现了胰岛素抵抗。这时无论分泌多少胰岛素，血糖都很难被降下来了。

为了帮助你更好地理解，我再讲一个生活中常见的小例子。

小时候，你一感冒爸妈就带你去打吊针，每一次感冒都是通过抗生素压下来的，最早从简单的青霉素到现在的超级抗生素。到了后来，你每次感冒都得半个月、一个月的时间

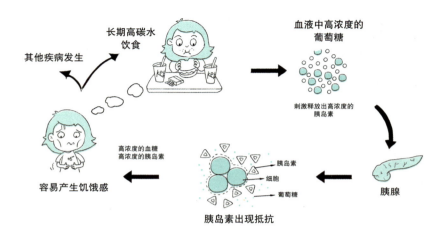

才能够好，而且简单的吊针都起不了作用，只有超强的抗生素才能够帮你镇压住感冒。

这就是出现了所谓的典型抗生素抵抗体质。胰岛素抵抗也是同样的原理，当身体出现了胰岛素抵抗，胰岛素的作用就大不如前，变得迟钝。

那么，当出现胰岛素抵抗时，血糖会发生怎样的变化呢？开始可能表现为低血糖，因为的确分泌了很多胰岛素，血糖会被降低。接下来，为了维持体内血糖稳定，我们的胰岛 β 细胞就会使出浑身解数代偿性地分泌更多的胰岛素；同时，胰岛素分泌的高峰会延迟到餐后 2～3 小时，这就可能导致你会经常餐前低血糖。这个过程可能持续几年。到了后期，由于胰岛素敏感性大大降低，就会导致血糖水平升高。

然而，胰岛素抵抗很容易被忽视。一个人患 2 型糖尿病之前，胰岛素抵抗可能就已经存在相当长一段时间了。因为在胰岛素抵抗患者体内，血糖水平可能保持正常，但胰岛素水平已经很高了。而在胰岛素抵抗和 2 型糖尿病的诊疗过程中，我们一直把血糖当作主角，体检通常也不会查胰岛素。但胰岛素水平的升高早于血糖的升高，所以胰岛素水平才是我们应该优先关注的对象。

除了去医院检查胰岛素水平，平时有没有什么好的办法能够帮助我们更好地关注到自己是否存在胰岛素抵抗呢？以下是我列出的一个清单，你可以随时对照这些症状进行自查。但是，若症状严重，或者身体不适，还是需要及时到医院寻求专业的帮助。

胰岛素抵抗自查清单：

（1）你的腹部是否有摆脱不掉的赘肉？

（2）你的血清甘油三酯水平是否偏高？

（3）你的身体是否容易出现水肿？

（4）你的颈部、腋窝和其他身体部位是否皮肤颜色变黑、洗不干净或有皮赘？

（5）你是否患有多囊卵巢综合征？

（6）你是否午餐后会想睡觉？

（7）你是否容易饿，饿的时候会心慌、低血糖？是否常常觅食，有吃零食或点心的习惯？

（8）你是否睡觉打鼾，睡后仍然精神不济或爱打瞌睡？

（9）你是否有糖尿病家族史，或者已经被诊断为 2 型糖尿病或糖化血红蛋白大于 5.7%？

（10）你是否有脑雾现象，表现为思考缓慢、注意力不集中、记忆力减退？

（11）你是否已经超重 / 肥胖、血压升高？

（12）你是否已经出现非酒精性脂肪肝？

如果以上的问题中任意一项你回答了"是"，那么你就有患胰岛素抵抗的可能。如果任意两项及两项以上的问题你回答了"是"，那么你已经有胰岛素抵抗了，请及时就医诊治。

逆转胰岛素抵抗，身材、健康两手抓

人体遵循体内平衡的基本生物学原理。如果事物在一个方向上变化太大，身体就会从相反的方向改变，试图回到原来的状态。例如，如果我们感到非常冷，身体就会通过颤抖产生更多的热量帮助我们适应当下的温度。如果我们感到非常热，身体会通过出汗来降温。适应性是生存的先决条件，一般适用于所有的生物系统。

同样地，由于高胰岛素水平导致了胰岛素抵抗，所以逆转高胰岛素水平也就可以逆转胰岛素抵抗。简单地说，一种刺激引起一种抵抗，那么只要消除刺激物，随之也会消除这种抵抗。

身体处于稳定状态对生存是如此重要，以至于身体会找到许多不同的方式来产生抵抗力。让我们先来看看不同的抵抗机制。

第一，噪声抵抗。

当你第一次对某人大喊大叫时，他会很快回应你。然而，不断地叫喊就会产生抵抗。就像你经常念叨你的孩子或爱人，后面即便你再怎么大声地和他们说话，他们也好像听不见你的声音一样。从本质上说，他们已经对你的声音产生了抵抗。村民们后来不再理会那个总是喊着"狼来了"的男孩的呼救，其实也是形成了一种抵抗。这种叫喊停止一段时间会发生什么？倘若男孩接下来的一个月都不再喊"狼来了"，那下次他再喊，村民们就又会立刻出现。这种长期的沉默逆转了抵抗。

你有没有看过婴儿在拥挤的、嘈杂的机场睡觉？周围的噪声很大，而且是持续的，但婴儿睡得很香，这也是因为他已经开始抵抗噪声。但睡在安静房子里的婴儿，地板一旦吱吱作响，他就会被吵醒。虽然噪声不大，但噪声很明显，婴儿会立刻哭着醒来——这是每个父母最怕的事情。

第二，对抗生素的抵抗。

当一种新的抗生素出现时，它可以杀死几乎所有能杀死的细菌。但是，随着时间的推移，一些细菌发展出在大剂量抗生素下生存的能力，成为超级细菌。一旦感染超级细菌就很难被治愈，有时甚至有生命危险。在世界各地的医院里，超级细菌感染已成为威胁健康的一个大问题，而且这一现象日趋严重。这就是生物对抗生素产生了抵抗，也是我们日常所说的耐药性。

我们这里讨论的抵抗，其实说的是一个生命系统遇到变化时试图恢复到原来的状态。当某种抗生素的使用量越来越大时，微生物为了生存和繁殖——遵循自然选择的规律，对

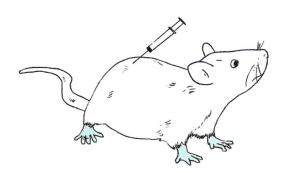

这种抗生素产生耐药性。最终，这些耐药的微生物胜出，抗生素失去效果。现在我们再回到胰岛素的问题上。血液中持续存在高水平的胰岛素会导致身体对胰岛素产生抵抗。如果持续给胰岛素抵抗的 2 型糖尿病患者注射胰岛素，只会使得他们的胰岛素抵抗越来越严重。

　　研究表明，任何原因导致体内出现高胰岛素血症时，可能很快就会出现胰岛素抵抗。有人做过这样的实验，给小鼠长期皮下注射外源性胰岛素，结果显示高胰岛素血症小鼠仅第一天出现低血糖反应，此后血糖表现正常，10 天后则出现了糖耐量递减（机体对葡萄糖的耐受力减退，通常为糖尿病前期的表现）。因此，某些因素导致胰岛 β 细胞分泌胰岛素过多而形成高胰岛素血症，进而形成胰岛素抵抗，最后将导致肥胖和糖尿病。

因此，不仅为了瘦身，更是为了身体健康，我们都应该防止胰岛素抵抗。那么，我们该如何有效防止胰岛素抵抗呢？

首先要做的是，戒糖，戒糖，戒糖！重要的事说三遍。吃糖不胖的朋友要知道的是，出来混总是要还的，等到胰岛素抵抗的那一天就完了。此外，有很多关于减肥的书都强调多吃低热量、低脂肪的食物，但是大家选择的那些低脂、脱脂食品往往都富含碳水和糖。

这些所谓的减肥餐，吃下肚以后血糖却是迅速飙升，别说减肥了，要是身体长期大量分泌胰岛素产生了胰岛素抵抗，那么顽固性肥胖就终身困扰着你了。所以，防止胰岛素抵抗的饮食法则就是：放弃低热量的概念，把碳水化合物值重视起来，尽量选择那些富含纤维并且不会让你血糖快速上升的低 GI 食物。只有让胰岛素分泌机制长效健康，才能让我们在拥有苗条身材的同时拥有健康的身体。

其次，是运动。前面我们提到运动可以提高代谢，其实运动还可以帮你减轻胰岛抵抗。运动是天然的"降糖药"，如果说你不愿意戒糖，或者没有办法少吃主食，那你就需要比别人做更多的运动。因为有效的运动需要消耗大量的葡萄糖来帮你供能。所以说，对于已经患有胰岛素抵抗，或者出现早期 2 型糖尿病风险的朋友来说，运动带来的效果是非常明显的。

但如果长期吃主食、吃糖形成了碳水化合物的体质，虽然没有达到糖尿病的程度，但是中度肥胖已经出现了，说明胰岛素抵抗已经产生，那通过运动来解决体内的葡萄糖这件事，就变得非常刻不容缓，需要立刻行动起来。

如果你的身体里面有足量的肌肉含量，那么身体就会通过锻炼时和锻炼后去燃烧这些在肌肉组织中的糖分。这也是很重要的一点，也就是说，一旦身体里面有肌肉，哪怕你不运动，通过身体内的肌肉也能够额外地再帮你消耗血液中大概70%的葡萄糖。控制胰岛素的使命就变得轻松很多，因为胰岛素已不再是唯一那个帮你降血糖的身体调节机制了。

只要你保证一次60分钟以上的有效运动，在接下来的24小时里面，你的胰岛素都会处在一个稳定的状态，但是如果你真的不爱运动，也可以忽略运动帮助调节胰岛素抵抗的解决方案，我们就专心地通过戒糖饮食来调节胰岛素，效果也是一样的。这就是现在国内外有很多不爱运动的人会迷上戒糖饮食、低碳饮食甚至是生酮饮食的一个原因。

如果说减肥或者控制体重有一把钥匙的话，我一定会将这把钥匙命名为胰岛素，因为只要我们保护好了我们的胰岛素，减肥就不再是个难题了。那从现在开始，我们赶紧去戒掉那些含糖量高的食物，把饮食中的碳水化合物值都降低，或者尝试一下生酮饮食（详细的内容我将在后面的章节中为大家介绍），或者把运动放进日程中来。只有在调整好你的胰岛素的状态下，你才不用去尝试那些五花八门走弯路的减肥偏方，直接就可以达到减肥的目的。

少食多餐和多食少餐，
哪个更有利于减肥

　　我们常常听到"要减肥就要少食多餐"的说法。但少食多餐真的对减肥有帮助吗？多食少餐会让我们变胖吗？这是非常重要的问题，对减肥也有绝对的影响。为什么呢？这一切还是要从胰岛素谈起。只要我们了解胰岛素的作用机制，就能知道，在对减肥的影响方面，少食多餐与多食少餐的区别到底在哪里。

　　食物多多少少都会导致胰岛素水平的波动，这里我把日常吃的食物大致分为四大类，讨论一下它们对血糖和胰岛素水平的影响。

1. 碳水化合物

碳水化合物具体又可以分为精制碳水化合物和复合碳水

化合物。精制碳水化合物对胰岛素水平的影响最大，因为摄入之后血糖升得最快。复合碳水化合物是未经过精加工的碳水化合物，通常含有丰富的膳食纤维，可以减缓血糖上升的速度。

大家应该多多少少都有以下经验：吃饱就犯困。早上明明刚起床，但吃完早餐后又犯困了，或是中午吃完午餐后非常想睡觉。有些人喜欢很晚才吃晚饭，因为一吃完就困了，直接睡觉最好。吃完饭会犯困，一方面是由血糖上升速度太快造成的；另一方面则是由于血液都跑去帮忙消化了，所以导致大脑的供血量不足。

而复合碳水化合物不会造成血糖快速上升，也就不会像精制碳水化合物一样，让你吃完后就昏昏欲睡。另外，复合碳水化合物营养价值高又不容易消化，可以让饱腹感维持得更久。

2. 蛋白质

摄入蛋白质后血糖上升的速度约为摄入碳水化合物后的一半，而且蛋白质的消化速度比碳水化合物更慢，会带来更持久的饱腹感。

3. 叶菜类或根茎类蔬菜

它们含有丰富的膳食纤维，类似于复合碳水化合物。

4. 脂肪

脂肪对血糖的影响很小，因为脂肪本身就是身体两大能源物质之一，不需要特别转化为葡萄糖，自然对血糖的影响小。除非身体有特殊的需求，脂肪才会经由糖异生（生物体将非糖物质转变成葡萄糖或糖原的过程，在哺乳动物中，肝是糖异生的主要器官）转化为葡萄糖。

同时脂肪也是最难消化的，带来的饱腹感最强。有些人

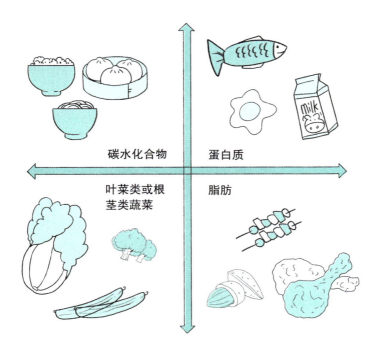

觉得食用低脂的水煮餐很容易饿，通常就是因为水煮餐中少了脂肪这类难消化的食物。

所有食物都会影响胰岛素水平，若胰岛素持续处于高水平，脂肪就难被"提取"出来使用。如此一来，我们大部分的能量就只能来源于少量储存的葡萄糖。一旦葡萄糖用完，脂肪又不能拿出来使用或是不容易拿出来使用，就像现金花光了又不能从银行取出来存款用一样，我们就只好再找现金来源，也就是再去吃东西。

但是，我们吃东西时不会只摄入碳水化合物，同时还会摄入脂肪、蛋白质等。这等于得到了需要花的现金，同时又向银行里存了钱。因此，你的存款也就越来越多，即你体内的脂肪越来越多。

少食多餐其实就是在不断刺激胰岛素的分泌，当胰岛素水平快要降下去时，你又让它升上来。假设你一天的睡眠时间有 8 小时，醒着的时间有 16 小时，这 16 小时中进食六餐，等于几乎每 2.5 小时就要进餐一次，如果一次吃 30 分钟，等于每 2 小时进餐一次。这样，你体内分泌胰岛素的细胞几乎完全没有休息，不是吗？

多食少餐就是相反的情况了。我知道你对多食少餐有非常多的疑虑，也知道你想说的是："这么久没吃东西，胃会不会变坏呢？人家都说不吃早餐身体会变坏？"我可以肯定地告诉你："不会的，没有这种事情，除非你的肠胃本身已经变得不健康了。"

例如，你的胃黏膜有破损，胃酸才会伤害你的胃，但这通常不是长时间不吃饭造成的，大多数是压力过大或常吃一些刺激性的东西（尤其是酒精）导致的。你仔细想想，在远古社会，食物的获取并没有如今这么方便，几天吃不到一餐、找不到任何食物都是正常的情况。要是没吃早餐就会让人的胃或胆变坏，人类这种生物早就被淘汰了。

在吉尼斯世界纪录中，有人完全不吃东西，只靠喝水以及补充维生素存活了300多天，肠胃也没有产生什么问题。可见，不吃早餐肠胃就会出问题是完全错误的观念。

我知道此刻正在看书的你心中一定会有这样的疑惑：多食少餐甚至三餐分量一次吃完，难道不是更容易胖吗？

错，错，错！刚好相反。这样血糖才会降下来，胰岛素才不会一直处于高水平。如此一来，脂肪的分解就不会受到干扰，你的身体才有机会燃烧脂肪来供能。

你接下来应该想问：可是这样会很饿吧？

其实，你担心的情况只有刚开始会出现，很快就过去了。只要身体不缺能量或是储存的能量很多（肚子那圈油），你就不会因为短时间没有进食而感到饥饿。一旦脂肪的分解不被胰岛素干扰，你就会有源源不断的能量可使用。你几乎不会感觉到饿或是只会有一阵一阵的微饿感，这种微饿感不会让你不舒服、情绪暴躁，反而会让你头脑清醒、身体轻松、体力充沛。

为什么我们会因此而头脑清醒、身体轻松，还充满力量？没吃东西不是应该没有力气吗？

对啊，我们一直以来的认知都是这样的。但其实你在感觉肚子饿、想吃东西时的各种不适并不是因为真的缺乏能量，而是由于你的血糖大幅度升降（长期以碳水化合物类食物为主）导致的。正常来说，肚子饿不是这样的情况。

让我们思考一下，今天你饿了，你的身体应该动用储备能源供能，好让你有充足的体力去找寻食物，并且有良好的精神去专注思考哪里有食物，而不是让你浑身没力气、昏昏沉沉地在原地等死。

储备能源不就是在能量短缺时拿出来用的吗？我们储存了几乎用不完的能源在身体里面，却因为一两餐没吃就要死掉，你不会觉得很奇怪吗？

所以请不用担心，你的胃不会变坏，你也不会饿得发脾气或头晕手抖。而且，不吃早餐也不会变胖，因为"不吃东西而变胖"是绝对的谬论。要是能量短缺的时候不能将储备能源拿出来使用，就表示我们的身体一定哪里出了问题，或是我们错误的吃法影响了身体的能量储备及提取机制。

此外，多食少餐是很难吃过量的。试着想一想，三餐的分量放在一餐中，要你全部吃光，其实不容易吧？但分散到三餐，就很容易吃完了。所以，吃一餐很难过量，吃多餐反而容易过量。

虽然多食少餐比较有利于健康，也比较有利于减脂，但由于我们的进食习惯已经被训练很久了，贸然减餐可能导致不适，所以我们还是需要循序渐进地来改变。但至少你已经知道，跳过一餐会对身体造成伤害等"所谓的健康理论"都不成立，也不需要为了减肥而每2小时就少量进食一次了，那是增肌者要做的事，不是减肥者要做的事。

多食少餐还有一个学名，叫"间歇性断食"。近几年非常流行间歇性断食，也许你已经听过了，但你可能直到现在才知道它背后真正的原理。断食是一门相当大的学问，对减肥与执行生酮饮食或是保持身体健康都非常重要。

所以，对于需要减脂控糖的朋友来说，想要更好地燃烧脂肪，你需要有较多时间处于非进食状态，也就是多食少餐，这样才非常有利于用身体储存的脂肪供能；而不是经常性进食，也就是少吃多餐，因为这样你就没有时间去燃烧自身的脂肪了。

至于糖尿病患者，如果能够在医生或营养师的指导下进行低碳饮食的话，血糖波动会减小，根本不需要通过这种少食多餐的方式来控制血糖，因为摄入身体的糖的负荷并没有减轻。说实话，如果不采用低碳饮食，仅仅靠少食多餐的方式也难以从根本上控制血糖。这下总该知道对于少食多餐和多食少餐你该如何选择了吧。

到底是什么让你变胖——
一周饮食记录

连续一周记录自己的饮食，是一种能够很好地分析自己饮食习惯和摄入的营养物质的方法。在分析过程中，可以关注以下几个方面，以确定是否糖摄入过多导致体重增加。

糖的摄入量： 检查记录的食物清单，特别关注含有糖分的食物和饮料。计算一周内总共摄入了多少糖，包括加工食品、糖果、甜点、饮料等。

饮料的糖分： 注意检查所摄入的饮料中的糖分含量，尤其是果汁、碳酸饮料、甜茶和咖啡等。这些饮料中的隐藏糖分往往被忽视，但却是糖摄入过多的主要原因之一。

加工食品： 查看所摄入的加工食品清单，这些食品通常含有高糖分和高能量密度。例如，糕点、饼干、冰激凌、薯片等加工零食。

主食选择： 观察一周内主食的选择。如果主食以高糖分的食物为主，如白米饭、面包、糖浆加工的谷物等，可能会导致糖摄入过多。

饮食平衡： 除了糖摄入，还要注意饮食的平衡性。检查一周内蛋白质、脂肪、纤维和其他营养素的摄入情况，以确定是否整体饮食不均衡导致了体重增加。

分析这些因素可以帮助你判断是否糖摄入过多导致了体重增加。如果发现糖摄入确实超过了推荐的限制，可以尝试减少糖的摄入量，选择低糖或无糖的食品替代高糖食物，增加对整体饮食的控制和平衡，结合适量的运动，有助于实现减肥目标和保持健康的体重。

一周饮食记录表

	星期一	星期二	星期三	星期四	星期五	星期六	星期日
体重（千克）	示例：56 千克						
进食次数及时间	示例：第一餐：9:00 第二餐：第三餐：…… 第 n 餐：	第一餐：第二餐：第三餐：…… 第 n 餐：	第一餐：第二餐：第三餐：…… 第 n 餐：	第一餐：第二餐：第三餐：…… 第 n 餐：	第一餐：第二餐：第三餐：…… 第 n 餐：	第一餐：第二餐：第三餐：…… 第 n 餐：	第一餐：第二餐：第三餐：…… 第 n 餐：
主食	示例：米饭、面条、红薯						
蛋类	示例：水煮蛋						
鱼、肉	示例：红烧鱼						
蔬菜	示例：菠菜						
水果	示例：苹果、牛油果						
零食	示例：巧克力						
饮料	示例：可乐						

第三章

科学减糖，又瘦又美又健康

"糖"是甜蜜的诱惑

尽管越来越多的人已经意识到吃糖的危害，但要想彻底"戒糖"几乎是不可能完成的事情。

首先，糖天然就存在于含有碳水化合物的所有食物中，例如，水果、蔬菜、谷物和乳制品。而含有天然糖的食物中往往还含有其他人体必需的营养素，比如蔬菜和水果中的膳食纤维、维生素、矿物质和抗氧化剂，乳制品中的蛋白质和钙等，所以这类食物对人体是有好处的。

其次，糖的诱惑实在是太大了——蛋糕、饼干、冰激凌等甜食总是让人欲罢不能。而且，现在大多数加工食品和饮料为了增加风味或延长保质期，都含有添加糖。这类饮食含糖量通常很高，吃多了会对健康造成极大的危害。

你可能会说，只要拒绝吃任何跟糖沾边的食品就行了。这听起来很简单，对吧？

先不说你能不能经受得住甜食的诱惑，单说商品标签上"糖"的小名和别名就有一串儿，有些名称甚至听起来都不像糖，而且可能让你感觉它们是某种很健康的成分。有的加工食品虽然尝着不甜但其实也含糖，比如苏打饼干、番茄酱、沙拉酱、香肠等，这使你对糖分摄入量的监测变得更加困难。所以，科学减糖，我们应该先从认识"糖"开始。

科学减糖从认识"糖"开始

关于糖的四大误区

想要科学减糖，我们就得先来认识一下什么是糖。

我有一个粉丝，他就属于那种从小就不爱吃甜品的特例。他对甜品无爱，喜欢喝不加糖、不加奶的咖啡，喝奶茶喜欢点无糖的，就连在外面买的瓶装饮料也都是无糖乌龙茶、无糖可乐这种。他觉得自己超级健康，跟戒糖简直一点关系都没有。但是，实战体验了低碳轻断食后，他的认知被颠覆了。

实际上，糖的存在形式远比你想象的要复杂。就算你像那个粉丝一样，自以为是个不喜欢甜品的人，但你可能吃下的隐形糖并不比明着吃糖的人少，甚至更多。是不是听起来特别不公平啊？别跺脚了，现在要做的就是认认真真地听我接下来扒一扒糖的前世今生和各种投胎演变的过程，帮大家更好地了解那些看不见的糖。

先看看认知上对糖的几个常识性的误区。

第一个误区，糖第一口就是甜的。

糖类是自然界广泛存在的一种物质，也可以叫它碳水化合物，在我们日常使用的食物中广泛存在大量的糖类，比如馒头、面条、面包这类含淀粉的。淀粉在我们口中咀嚼时，会刺激口腔的唾液腺，产生唾液淀粉酶。在唾液淀粉酶的作用下，淀粉会被水解成麦芽糖。这就是为什么我们在吃主食时能感到甜味。

除此以外，玉米、土豆、红薯也含有大量的淀粉，所以就算你不是一个糖上瘾者，也可能因为吃了过多的主食而摄入过多的糖分。

第二个误区，红糖、黑糖、冰糖比白砂糖更好。

其实蔗糖本身就包括了白砂糖、红糖、黑糖、黄糖、冰糖。反过来说，这些糖的妈妈都是甘蔗，只是白砂糖更常用，是大量工业化生产的甜味剂。

红糖是甘蔗经过榨汁以后最初的提炼成果，是不经过精炼提纯，直接干燥变成的糖，也叫原蔗糖。就因为没有经过精炼，所以红糖中保留了更多的甘蔗汁。经过高温煮制，糖会发生两种反应，一个是焦糖色，一个是焦糖味，让红糖呈现出红棕色，闻起来也更香。黑糖的加工方式比红糖的加工方法更简单，少了精炼和脱色的步骤，颜色会更深。

同样是甘蔗水，经过了结晶，最后形成大量的晶体状产物，这个就是冰糖。结晶后，冰糖中的杂质会进一步降低，味道更纯。根据不同的工艺和所含杂质的不同，冰糖的颜色会出现更天然的黄色，这就是黄糖。

所以你问我哪种糖更优，我跟你说，相比下来，你还是直接吃甘蔗得了。

第三个误区，咸的食物不含糖。

工业化程度越高，饮食就会越复杂，所以糖的使用量会越大。不吃糖你以为你就能规避糖，这简直就是一个伪命题。

不管你是不是常进厨房，应该都知道，食品加工后会变成非常诱人的金黄色至深褐色，增加人们的食欲，这就是美拉德反应，又称非酶褐变。烤肉上刷一层蜂蜜，在高温下就会滋啦滋啦地响，并且散发出妙不可言的香味；将糖、盐、生抽和鸡块搅拌后经过油炸呈现出金黄色，使得厨房充满了这种令人陶醉的气息，这些都利用了美拉德反应。

同样，糖醋排骨、红烧肉、烤肉、熏肉、烤鱼、面包、肉松蛋糕、炸鸡排、咖啡、茶这些都是美拉德反应下的美食。

美拉德反应的本质，其实就是糖、蛋白质在高温作用下的化学反应，由此产生了更多的风味。

除此以外，超市中的咸味零食也含有大量的白砂糖，很多还用果葡糖浆来增加味觉上的刺激，来产生让你反复购买的欲望。特别是沙拉酱汁，很多人用它来扮减脂沙拉，殊不知它也是糖类的重灾区。没有哪个商家会宁愿冒着不好吃的风险降低酱汁中的糖。就连现在的醋和酱油中，都从原来的无糖配方变成了高糖配方——很多醋和酱油都添加了果葡糖浆、白砂糖或者代糖。

第四个误区，无糖的食品完全不含糖。

你以为无糖就是不加糖。很多商家做的无糖其实是不加白砂糖，但是使用了大量的甜味剂，难怪你瘦不下来呢。

来说说那些不友好的甜味剂吧。首先，天然的甜味剂和人工合成的甜味剂都是无糖食品中的糖类替代品。我国的食品添加剂使用标准规定，糖精、阿斯巴甜、甜菊糖、麦芽糖、安赛蜜、木糖醇、罗汉果这些都可以作为甜味剂加到面包、糕点、饼干、饮料和调味品中。以无糖可乐为首的代糖饮品简直就是我们减肥界的一个破坏分子。

美国得克萨斯大学曾花了12年对474位研究对象做了一个实验。A组每天都喝零度可乐，B组喝果汁，C组喝普通的可乐。12年以后发现，其实喝零度可乐的A组腰围比C

组要大，那还不如直接喝普通的可乐呢？以色列的科学家和哈佛的研究者也都证明了，甜味剂其实不比糖健康。甜味剂会增加肠道中能够把食物转化成能量并且把能量再转化成脂肪的菌群。

说白了就是天然甜味剂会影响肠道菌群并且干扰消化，让脂肪更容易堆积在我们的腹部。而且它会让身体形成耐糖性，久而久之你会不知不觉地摄入更多的甜品，因为你觉得甜品并不甜了，所以你会越吃越多。

此外，食用仅有天然甜味剂（而不直接含糖）的食物还会产生一种"我今天并没有吃糖"的心理安慰，使得你吃更多的甜品。这就是国内外为什么有大量的人会喝零度可乐上瘾的例子，甚至把零度可乐当水喝，更加不爱喝水，形成了饮料型体质。了解了这些误区以后不要再抱怨自己为什么不爱吃糖还瘦不下来了。

糖的别称与危害

了解糖的不同名称可以让你在选购食品时更容易辨别哪些成分属于糖，这有利于更好地掌控饮食的健康。

通常来说，你可以从标签上看出食品所含的营养成分及其含量，当然也包括各种添加剂。如果标注的是清晰的"添加糖"字样，事情就简单多了。但很多时候，糖会伪装成一种"健康"成分，例如，蜂蜜、麦芽糊精，甚至是"有机脱水的甘蔗汁"——因为名字里看不到"糖"字，所以听起来好像不是糖。

再来说说浓缩果汁，例如，葡萄汁、苹果汁、梨汁、橙汁等。这类饮料的营养价值低，当它们被浓缩后，除了糖之外几乎没有其他营养成分，尤其是纤维和矿物质。

添加糖会以不同的名称出现在你的生活中，常见的有：

白砂糖	果葡糖浆	大麦麦芽糖浆	糙米糖浆
红糖	蔗糖	椰子糖	玉米甜味剂
玉米糖浆	脱水甘蔗汁	糊精	右旋糖
果糖	浓缩果汁	葡萄糖	高果糖玉米糖浆
蜂蜜	转化糖	乳糖	麦芽糊精
麦芽糖浆	麦芽糖	枫糖浆	糖蜜
大米糖浆	高粱糖浆	糖浆	

知道这些别名之后，你今后在挑选食材时也就能够轻松识别"糖"了。

接下来，我们继续来了解，糖究竟会给我们带来哪些危害。以下是我列出的添加糖对身体造成的 17 种危害：

导致体重增加。糖吃多了使人上瘾，并且刺激食欲，你会在不知不觉中吃进去更多的食物，在不知不觉中变得越来越胖。

导致胰岛素抵抗。高糖和高碳水化合物饮食会刺激血糖飙升，于是胰腺不停地分泌胰岛素来控制血糖。久而久之，胰岛素的作用会变得越来越不敏感，产生胰岛素抵抗，血糖就会慢慢升高。

导致 2 型糖尿病。胰岛素抵抗是发展为糖尿病前期和 2 型糖尿病的先兆。控制病情最好的办法是减少糖和精制碳水化合物的摄入。

增加患心脏病的风险。高糖饮食会导致肥胖、炎症、高胆固醇血症、高甘油三酯血症、高血糖和高血压，这些都是心脏病的危险因素。特别是含糖饮料喝多了会增加患动脉粥样硬化的风险。

导致蛀牙。你口腔中的细菌也是特别喜欢吃糖的，不仅包括甜食，还包括淀粉，例如，米饭、面包、土豆等。这些都是细菌的最爱，如果不注意口腔卫生，很容易造成蛀牙，引发牙周发炎等问题。

导致营养不良。添加糖是空热量，除了热量以外不含有任何对人体有益的营养成分。很多胖子其实都有营养不良的问题，就是因为他们高糖和高碳水的垃圾食品吃多了。

导致粉刺等皮肤问题。含有精制碳水化合物（包括含糖食物和饮料）的饮食会刺激血糖和胰岛素水平，导致身体分泌更多的雄激素，增加皮肤的油性，造成痤疮等皮肤病变。

增加患癌症的风险。高糖饮食会增加体内炎症，并可能导致胰岛素抵抗，这两者都会增加癌症风险。一项针对超过430 000人的研究发现，糖吃得太多会增加患食管癌、胸膜癌和小肠癌的风险；另一项研究显示，每周吃三次以上饼干和甜食的女性患子宫内膜癌的风险增加了1.42倍。

导致非酒精性脂肪肝。果葡糖浆、果汁和高果糖玉米糖浆中所含的果糖主要在肝脏中代谢，它们会直接转化为脂肪，并作为糖原储存在肝脏中。如果吃了太多含果糖和碳水化合物的食物，糖原储备满了，就会引起脂肪肝。

导致抑郁症和焦虑症。高糖和高碳水饮食会使血糖快速上升，当血糖下降时，会导致情绪的波动。

损害认知能力。糖也可能损害认知能力，如学习和记忆力，特别是对小孩子来说，这种破坏力更强。高糖饮食导致的胰岛素抵抗，会破坏促进学习和记忆形成的脑细胞之间的通信。

加速皮肤衰老。皱纹是衰老的自然迹象，无论你怎么保养，它们早晚都会出现。但是不健康的饮食会加速这个衰老的过程，使皱纹提早爬上你的脸庞。吃高糖和高碳水的饮食会促进晚期糖基化终末产物（AGEs）的产生，这是一种由体内糖和蛋白质之间的反应形成的化合物，它们在皮肤老化中

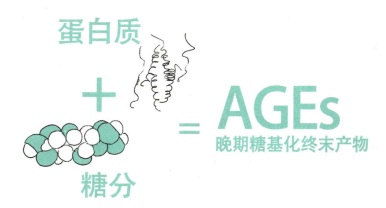

起关键作用。AGEs 会破坏胶原蛋白和弹力蛋白，而这两种蛋白都有助于皮肤伸展并保持其年轻的外观。

降低能量水平。吃高糖饮食后血糖和胰岛素水平会迅速升高，从而增加能量。然而这种能量只能维持很短的时间，很快血糖就会下降，随之而来的就是能量水平急剧下降，于是你会感到很困倦。这就是为什么吃完饭（特别是高碳水饮食）后会犯困。

影响生育。患有 PCOS（多囊卵巢综合征）的女性通常存在糖和胰岛素调节的问题，PCOS 会直接影响排卵。这在胰岛素抵抗和激素失衡的女性中更常见。而低糖和低碳饮食会改善或逆转多囊卵巢综合征。

增加患肾脏疾病的风险。高血糖是肾脏疾病的主要危险因素。糖损害肾脏中的微血管，影响肾脏调节血压，影响盐、矿物质、蛋白质和液体平衡，以及排泄有害废物的能力。

引起氧化应激反应和生成自由基。氧化应激是由自由基在体内产生的一种负面作用，是导致衰老和疾病的重要因素，老年斑或黄斑变性通常是氧化应激的迹象。含糖高的饮食会促使体内生成更多的自由基，从而加速氧化应激反应。

损害免疫系统功能。糖吃得太多会抑制免疫系统细胞对细菌和病毒的杀灭能力，在喝了几杯含糖饮料后，这种抑制作用可持续至少几小时。所以如果你天天吃甜食或者大量的碳水化合物，你的免疫系统就会出问题，抵抗力会下降。

看完我列出来的糖的危害是不是觉得有点恐怖，好像糖真的可以致命。其实一般来说，那些问题都是在你长期吃高糖、高碳水饮食后才容易发生的。那么，吃多少糖最合适、最安全呢？

世界卫生组织建议每天糖的摄入量保持在总热量的10%以下，对大多数人来说，就是大约每天50克糖。如果你已经超重、肥胖，或者有心脏病和糖尿病等健康问题，则要尽可能地控制糖和碳水化合物的摄入量。实在馋甜食了，可以偶尔用代糖（甜味剂）和低碳水面粉自制一些低碳点心来吃。但也尽量不要吃太多，否则你还是没有办法控制糖瘾。

所以，为了更健康、更年轻、更有活力，尽可能地远离甜食和深加工食品，以低糖、低碳饮食为主。这样一定会拥有一个不受糖控制的轻松、自由的人生。

减糖对皮肤的好处

减糖对皮肤健康有着广泛的好处，减少糖分的摄入可以减轻慢性炎症反应，从而改善皮肤健康。高糖饮食会导致血糖水平剧烈波动，促使胰岛素的分泌增加。这种胰岛素过度分泌可能引起炎症，使皮肤更容易出现红肿、痒痛等炎症症状。一项发表在《美国临床营养学杂志》上的研究表明，摄入高糖饮食的人群中，C-反应蛋白（一种炎症指标）水平更高，而减少糖分的摄入可以降低这种炎症反应。

改善痤疮：痤疮是一种常见的皮肤问题，减糖可能有助于改善痤疮症状。高糖饮食会导致血糖水平的剧烈波动，刺激胰岛素的分泌。这会促使皮脂腺过度分泌油脂，导致毛孔堵塞和痤疮的形成。一项发表在《皮肤药理学与生理学杂志》上的研究表明，减少糖分和高升糖指数食物的摄入可以显著减少痤疮的症状。

延缓皮肤老化：高糖饮食会引发糖化反应，产生称为AGEs的物质。AGEs会破坏胶原蛋白和弹力蛋白，使皮肤失去弹性和紧致感，加速皮肤老化。一项发表在《皮肤研究与技术杂志》上的研究表明，高糖饮食可导致皮肤弹性下降和皱纹增加。减少糖分的摄入可以降低 AGEs 的形成，有助于延缓皮肤老化过程。

提升皮肤健康：减糖可以改善皮肤的整体健康。高糖饮食可能导致微生物失衡，尤其是肠道菌群的变化，进而影响皮肤健康。研究表明，摄入过多的糖分会促进有害菌的生长，如葡萄球菌和酵母菌，这可能会导致皮肤问题如湿疹、疖病和其他皮肤感染的发生。减少糖分的摄入可以恢复肠道菌群的平衡，促进有益细菌的增加，从而改善皮肤健康。

促进皮肤光泽和亮度：减糖有助于改善皮肤的光泽和亮度。高糖饮食会导致血糖水平的剧烈波动，进而影响皮肤的血液循环和氧气供应。缺乏足够的氧气和营养物质供应会导致皮肤暗淡无光。通过减少糖分的摄入，可以稳定血糖水平，改善血液循环，增加氧气和营养物质到达皮肤细胞的供应，从而促进皮肤的光泽和亮度。

降低过敏反应：糖分的过度摄入可能导致免疫系统的不稳定，增加过敏反应的风险。过敏反应常常导致皮肤问题如湿疹、荨麻疹等。减少糖分的摄入可以帮助控制过敏反应，减少皮肤过敏问题的发生。

改善皮肤色斑：高糖饮食与色斑的形成有关。研究发现，高糖饮食会增加黑色素的合成，导致色斑的产生。减少糖分的摄入可以减轻色斑问题，使皮肤更加白净。

减少糖分的摄入有助于改善饮食结构，提供更多的营养素给皮肤细胞。

蔬菜、水果、全谷物和健康脂肪是减糖饮食的重要组成部分，这些食物富含维生素、矿物质和抗氧化剂，有助于维持皮肤健康。例如，维生素 C 是胶原蛋白合成的关键营养素，具有抗氧化和促进皮肤修复的作用。蔬菜和水果是维生素 C 的良好来源，减糖饮食通常会增加这些食物的摄入量，从而提供足够的维生素 C 给皮肤。

此外，减糖饮食还可能提供更多的膳食纤维。膳食纤维有助于维持肠道健康，促进排便和毒素排出，进而减轻身体的负担。通过改善消化和排泄功能，减糖饮食可以间接改善皮肤的健康。

一项发表在《皮肤药理学与生理学杂志》上的研究观察了青少年和年轻成年人的饮食模式与痤疮之间的关系。结果显示，高糖饮食和高饱和脂肪饮食与痤疮的发生有关。相比之下，减少糖分和饱和脂肪的摄入与减少痤疮症状相关。

另一项发表在《美国临床营养学杂志》上的研究调查了饮食对皮肤老化的影响。研究发现，高糖饮食与皮肤老化指标（如皱纹、皮肤弹性下降）之间存在关联，而减少糖分和高糖饮食指数食物的摄入可以减缓这些皮肤老化迹象。

　　需要注意的是，每个人的皮肤健康受到遗传、环境和个体差异的影响，减糖并不能解决所有皮肤问题。此外，减糖饮食应该是综合性的生活方式改变，结合均衡饮食、适量运动和良好的皮肤护理习惯，才能达到最佳的皮肤效果。

多吃不胖的瘦身法——
低碳饮食

今天的理论可能会颠覆你的热量瘦身理论，改变你一贯对减肥食物的衡量方式。

大多数人对于瘦身减肥还停留在传统的"低卡低脂"理论中，这套理论认为减肥就是使身体摄入的热量低于消耗的热量。然而，节食（降低热量摄入）+ 运动（增加热量消耗）的方式并不能有效实现减肥，这一点我在第一章已经分析过了。那么究竟怎么做才能多吃不胖，真正有效地减重瘦身呢？那就是低碳饮食。

什么是低碳饮食？低碳饮食该怎么吃呢？

其实低碳饮食是目前减肥饮食的一个主流，可谓是最简单的减肥饮食法，它比其他饮食方法更容易执行，而且适合大部分人使用，门槛不高，副作用比较低。简单来说，低碳饮食要求三餐饮食的比例为碳水化合物占10%～20%，蛋白质占20%～30%，好的油脂占50%～60%。这样的饮食比例让身体开启燃烧脂肪的功能。

减肥之前我们的身体都在用葡萄糖供能，所以身体没有机会燃烧脂肪。因为身体利用能源的顺序是先葡萄糖而后脂肪，所以在糖原足够的情况下，身体就不会用库存的脂肪。一旦我们开始低碳饮食，从饮食中摄取的糖就会大大降低，这样一来，身体分解完糖后，就转而燃烧脂肪获取能量。这就是低碳饮食能够减肥的原理。

那么，低碳饮食该怎么执行？什么样的摄取量才算低碳？对于进行低碳饮食的新手来说，可以先把精制淀粉的主食，如粥、粉、面的分量减半。碳水化合物每天摄取50～150克，以每天总热量需求约1600千卡的成年女性来说，如果全天要吃的碳水化合物只能是一碗米饭这样的量，当然不能选择白米饭，而且蛋白质需要摄取5份手掌心大小的肉、蛋、鱼。那脂肪呢？大概是13茶匙的好油脂，比如橄榄油、椰子油、亚麻籽油、牛油果油。

然而，有些人执行低碳饮食，却失败了，这是为什么？失败的主要原因有以下几个：

第一，碳水摄取量和油脂摄取量同时过低了，让我们的身体长期处于不够能量的状态，相当于节食，使得脂肪代谢率进一步下降，甚至导致肌肉流失。所以低碳的时候要拉高好油脂的摄取量。

第二，碳水量虽然在减少，但却摄取了一些深加工的垃圾食品。

第三，压力太大，睡眠不好。

第四，用一些代餐或者低营养密度的加工食品替代碳水。

第五，吃了过量的优质蛋白质和好油，比如肉、菜、蛋，营养过剩。

第六，摄取太多蛋白质了，导致蛋白质异生成糖，身体又开始启动了糖功能。

第七，突然断碳水。我们在减少碳水的时候一定要循序渐进，不要突然断碳水。

控制碳水的摄入在减重中的作用

所谓低碳饮食，就是用碳水化合物的含量，配合控制身体升糖指数的 GI 值，来选择食物。在这个标准下，脂肪、蛋白质、热量值都不会作为控制体重的食物衡量标准，低碳水和低 GI 才是重点。

何为低碳水和低 GI 呢？首先，我们需要戒的糖就是碳水化合物，而且任何食物基本都是碳水、蛋白质和脂肪的组合，只是比例关系不同罢了。这就是让大家除了白砂糖以外，米饭、面条、豆类、粗粮、土豆、红薯、南瓜，甚至水果这些碳水化合物食物都不能吃了吗？当然不是。作为三大营养元素之一的碳水化合物，真的不能一竿子把它们全部否定。

所有人类可以吸收的碳水化合物分为两种，一种是复杂碳水化合物，另一种是简单碳水化合物。

举个例子，类似白面包、白米饭、糖果，这是明显的淀粉类主食和精加工糖类。因为在加工的过程中，食物中原来的纤维都被去掉了，留下来的则是最容易被身体吸收的单糖和二糖，所以，转化成葡萄糖的过程会变得特别快，用于给身体提供能量。但当你摄入过多的糖分，同时缺少运动消耗的话，身体自然会把它们作为脂肪存储起来。现在我们每天的日常活动消耗的能量就那么点，还想大量地吃精制碳水，无疑就是在存脂肪。

而像糙米、燕麦、西蓝花、花椰菜、萝卜这些听起来既营养又健康的蔬菜和杂粮类食物，则是含有碳水化合物的同时也含有大量纤维的复杂碳水化合物食物。

简单碳水化合物食物很容易被身体吸收，但反过来看，吃了之后不会抵饱，由于它们普遍含糖量较高，又不含纤维，一旦食用，我们的血糖就会迅速上升。而复杂碳水化合物食物则恰恰相反，纤维会让整个消化过程变得复杂，不但不会导致血糖迅速上升，而且会更加耐饿。

根据吃进肚子中血糖上升指数的不同，便有了 GI 值的概念。

当食用高 GI 的食物时，在短时间会使血糖升高。为了让血糖降下来，胰岛素便大量地分泌来抑制血糖上升。大量的胰岛素使血糖迅速下降，没有完全转化供能的葡萄糖变成了脂肪堆积在体内。血糖迅速降低还会导致饥饿感，于是就总在吃吃吃的恶性循环中不知不觉地存储了更多的脂肪。

而低 GI 的食物消化和吸收会相对较慢，让血糖值维持在一个比较稳定的状态中，能带来更长时间的饱腹感，正常供应身体的细胞，不会堆积过多的脂肪，也不会有暴饮暴食的情况发生，当然也就不易发胖了。

我们拿 50 克的燕麦和 50 克的白米饭举例。相对低 GI 的燕麦在摄入后血糖只会慢慢地升高。而高 GI 的白米饭，糖分消化吸收的速度非常快，短时间内血糖迅速上升，饱腹感也不及燕麦好。简单粗暴地来分类，含膳食纤维的复杂碳水化合物都属于低 GI 食物。高度加工、不含纤维的简单精制碳水化合物都属于高 GI 食物。

那我们该怎么去吃碳水化合物呢？吃碳水化合物时只吃

少加工、高纤维、低 GI 值的复杂碳水化合物食物，将日常饮食中的白米饭、白面条、白面包、糖果、蛋糕换成糙米饭、黑米饭、红薯杂粮饭、全麦面包，同时增加大量的新鲜蔬菜和低糖水果，这样的话不仅能够确保能量的供应，还能够补充肠道的益生菌，起到帮助肠道清洁的作用，排出宿便，防止便秘。粗粮中的维生素 B 还能防止脱发和嘴巴脱皮，简直是好处多多。具体的实施方法只要做到以下四件事就好了。

第一件事，选对主食。

我们以往的主食都太白了，也就是太精加工。这些精细的食物统统都要替换成古老的食物，如用小米、黑米、玉米、糙米、南瓜、红薯这类食物来保证每顿饭的主食的量，同时也能让你的血糖不至于上升得过快。

第二件事，给主食做减法。

其实欧洲人习惯用面包来作为主食，甚至评价很高的地中海饮食也是允许吃面包的，但他们偏向吃的是无糖无油的全麦面包，也就是酵母、全麦面粉、水发酵的面包，同时允许加坚果、蔓越莓、葡萄干等，但一定要避免巧克力、芝士、黄油、精制糖、奶油这些成分和面包做组合。因为面包加上这些成分简直就是高热量炸弹。所以当你看到市面上有奶油、酥脆、肉松、爆浆、千层、什么挞、什么派这样字样的甜品或者面包时，一定要远离。

第三件事，搭配高纤维的蔬菜、蛋白质一起吃。

很多人会说我一向外食（"外食"即在外面吃饭。现在出现了很多"外食族"，尤其是在大城市。那些生活节奏快、收入高的白领没有时间或懒于下厨房，所以将饭店当作自己的家庭厨房，从而提高生活效率)，没有办法自己选择低 GI 的食物，我们该怎么实施低 GI 饮食法呢？

食堂中最不缺的就是碳水，一不留神就吃爆表，怎么办呢？如果能按照下面这些原则去做，基本上就能最大限度地保证外食的健康了。

多吃或只吃炒菜，各种青菜、炒肉菜换着花样吃。

多吃蛋白质，各种肉类、鱼肉、蛋类、豆制品。

多吃健康脂肪，带皮的猪肉、鸡肉、红烧肉、回锅肉、猪肘子。

可以喝各种淀粉少的汤，鸡汤、骨头汤、紫菜汤。

水果可适当吃几颗圣女果、蓝莓、覆盆子、草莓。

可以少量吃些抗性淀粉，比如一小块儿红薯、土豆、胡萝卜、玉米。

避免食用含淀粉和糖的菜，比如丸子、糖醋排骨、炸鸡翅、裹面的肉类等。

不吃米、面类主食。

自带橄榄油、椰子油、奶酪片、牛油果。

第四件事，自己动手做低 GI 的点心。

对很多人来说，把甜品去掉真的很难，那就自己动手做一些不会让自己发胖的甜点。这样既可以满足你的胃，又可以保证身材。甜点的组成大致是淀粉、糖、奶油。淀粉和糖都属于超高 GI 的发胖食物，那试试用全麦面粉来代替白面粉，或者是巴旦木粉、亚麻籽粉，甚至是椰子粉这些并不是面粉但具有面粉质地，完全可以替代面粉的甜品粉。

同样你也可以用椰奶或者是腰果奶来替代奶油，这样的话，你做出来的健康甜品就算是替代成功了。我保证你同样喜欢这样的替代方案。

所以弄懂了碳水化合物之后就明白了所谓的戒糖饮食，其实是将单一碳水化合物食物放进黑名单，复杂碳水化合物食物还是可以吃的，但要限量吃，这就是低碳水、低 GI 的含义。如果你能从现在开始将饮食调整成低碳水和低 GI 的形式，保证不久后你就能明显地感觉到体重变轻、精力充沛、饥饿感降低甚至排便都变好的种种优点。

断糖 VS 低碳，真的可以完全不吃碳水吗？

如果你想瘦身，营养专家给出的第一个建议通常是减少糖分的摄入，例如，断糖或者低碳饮食。断糖和低碳都能够达到减少糖分摄入的效果，它们都与限制碳水化合物的摄入有关，但在程度和策略上存在一些区别。

断糖饮食是指彻底消除或极大限制高糖食物和碳水化合物的摄入，尤其是精制糖、糖果、甜饮料和精制谷物的摄入。断糖饮食的目标是最大限度地降低血糖和胰岛素的反应，迫使身体转而依赖脂肪代谢产生能量，进而达到减脂和调整血糖平衡的效果。在断糖饮食中，通常会侧重高脂肪、适量蛋白质的摄入，以提供身体所需的能量。

低碳饮食是一种限制碳水化合物摄入量的饮食方法，但相对于断糖饮食，它允许一定程度的碳水化合物摄入，特别是来自非精制谷物、蔬菜和水果等天然食物中的碳水化合物。低碳饮食的目标是通过减少简单糖和高血糖指数食物的摄入，维持相对较低的血糖水平，并促进脂肪燃烧和管理体重。

那可以完全不吃碳水化合物吗？

事实上，我们无法实现完全无碳水化合物摄入，因为蔬菜、水果等食物中都含有碳水化合物。即使在断碳饮食中，我们仍然会从这些食物中获得碳水化合物，并且蛋白质也可以通过糖异生转化为葡萄糖以满足身体的需求。

虽然我们无法完全避免碳水化合物的摄入，但我们可以选择低碳水化合物的食物，并关注所摄入的碳水化合物的质量。以下是一些具体的操作方法。

第一，开启低碳水化合物饮食。

平日饮食中，多选择天然的、少加工的食物，比如新鲜蔬菜、水果、全谷物、豆类和坚果等。这些食物富含丰富的营养、膳食纤维和植物化合物，有助于维持健康的血糖水平和全面的营养摄入。

第二，在低碳饮食中，我们还应避免摄入精制碳水化合物。

比如白面粉、糖和超加工食品。在减肥过程中，减少或避免精制碳水化合物的摄入对于控制血糖水平和减少热量摄入是有益的。

第三，碳水化合物摄入量的个体化。

每个人对碳水化合物的需求和耐受性是不同的。有些人可能对碳水化合物更敏感，而另一些人则能够更好地处理较高的碳水化合物摄入量。因此，碳水化合物摄入量应根据个体的身体状况、代谢率、活动水平和个人目标进行调整。

对于减肥和健康目标，个体化的方法是非常重要的。与其追求特定的饮食模式，不如根据个体的需求和喜好来制订健康的饮食计划。这包括选择低碳水化合物、优质碳水化合物和合理的碳水化合物摄入量，同时关注全面的营养摄入和维持适当的能量平衡。

总的来说，虽然我们无法完全避免碳水化合物的摄入，但可以选择低碳水化合物食物和优质碳水化合物食物，关注碳水化合物的质量和摄入量的个体化，以满足减肥和健康目标。建议在制订饮食计划时，咨询专业营养师或医生的意见，以确保获得全面的营养和健康的减肥方法。

戒糖：不限制热量
也能又瘦又健康

虽然我也爱吃甜品，但作为内分泌科医生。我深知含糖制品的害处，比如发胖、皮肤发炎、情绪变差、注意力不集中等。从慢性病角度来看，糖尿病，甚至是阿尔茨海默病也都跟糖分摄入有着密切关系。

所以各种控糖低碳饮食法非常受欢迎，比如超高脂肪、超低碳水的极端戒糖方法——生酮饮食。虽然它不能作为全民认可的最佳饮食，但是它的减重效果非常好。再就是哥本哈根饮食，也有自己的用户人群，很多人长期实施，对身体的帮助也很大。还有就是地中海饮食以蔬菜、水果、鱼类、五谷杂粮、豆类和橄榄油为主。

这么多流行的饮食法，其实都有一个共同的认知，就是碳水化合物吃多了不好，脂肪吃多了问题不大，不知道这算不算是一个好消息。这就意味着，理论上你可以吃很多动物奶油、鸡蛋、奶酪、酸奶、鱼、肉，但只要不把它们跟淀粉等糖混合在一起吃，你不仅不会长胖，还会瘦得很快。

　　要知道，美国《时代》周刊1984年的头版头条就是对脂肪的恐惧时代。美国是从那一年开始鼓励大家少吃脂肪，而要多用淀粉和糖分来替代脂肪摄入。也是从20世纪80年代开始，强调多吃碳水的日常饮食方案，饮食的金字塔导向以主食为主，也就是把米饭、面条、面包等放在金字塔底层，

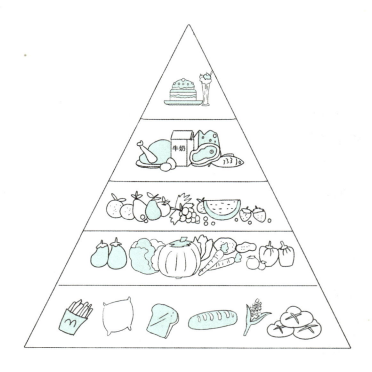

而脂肪却放在金字塔顶层，作为摄入量最少的那层。也正是那个时候，人类开始进入了肥胖流行的时代。

结果 30 年后的 2014 年，《时代》周刊的封面上刊登了颠覆性的吃黄油的黄油时代。因为科学家们开始认识到，脂肪害人长胖是个伪命题。当所有人都以为低脂肪可以减肥时，单纯的节食和低脂肪饮食却扰乱了人体的新陈代谢，使得身体越发肥胖。而素食者因为不限制主食和糖分的摄入，也诱发了很多慢性病，糖尿病人群也逐渐增加。黄油、椰子油、橄榄油，甚至是亚麻籽油、牛油果油、深海鱼油等，突然间成了健康的代名词。所以，也就有了现在你正在看的这本书。

但由于这么多年来，我们都被告知高脂肪有害，低脂、低热量才是减肥的食物，导致超市货架上最常见的减肥食物充满了糖分和碳水。很多人长期通过节食、配合低热量饮食，让身体变得越来越虚胖。这也是你一直限制身体的热量摄入，导致身体需要的热量值越来越低时，一旦摄入更高的热量值身体就会反弹发胖，甚至比节食减肥前更胖的一个重大原因。

所以我们一定要明确一点，长胖的元凶不是肉，不是油，更不是热量。长胖的因素是我们吃了含糖制品和超高 GI 值的加工食品，包括米饭、面条、面包等单一碳水化合物。

所谓戒糖，其实就是做到低碳水和低 GI，这样不刻意限制热量，也可以轻松达到身体的最佳状态。碳水值和 GI 值到

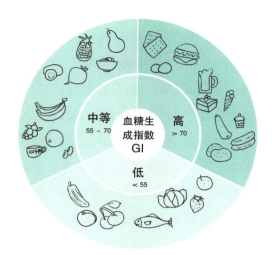

底多低才算低呢？接下来我会根据碳水化合物的高低值来跟大家分享几个阶段的戒糖要求。

第一个阶段叫自由碳水阶段。

在这个阶段，我们仅需要戒掉含糖制品和糖本身。这一点其实最容易实现，只要你不碰甜点、糖果、奶茶、饮料等非常直观的含糖食品就算达到了要求。对其他碳水化合物食物，比如米饭、面条、面包这些主食并不做任何限制。这个方案适合作为戒糖的敲门砖。

当然从长期抗衰老和控制体重的角度来说，糖是人最不需要摄入的成分，你可以将自由碳水阶段作为长期甚至终身的饮食策略。

第二个阶段相对严苛一些，我叫它较低碳水阶段。

这一阶段除了要戒掉糖制品和糖以外，还需要戒掉精制碳水化合物的主食，比如米饭、面包、面条、馒头，等等。对离不开主食的人来说，这个阶段会略显难熬。但如果用荞麦、藜麦、小米、黑米、糙米、玉米这些粗粮，和饱腹感很强的根茎类蔬菜如红薯、南瓜、土豆等复杂碳水化合物的主食来替代精制碳水化合物，能选择的食材仍然相当多。

如果仅仅戒掉含糖食物的自由碳水阶段对你的身体没有造成非常大的影响的话，这个阶段给你带来的惊喜会更多。

虽然身体已经戒掉了很多碳水，但其实根茎类的蔬菜、粗粮给身体带来的碳水量也不算低。好处就是你不会明显地感觉到身体因为缺乏碳水化合物而有一些不良的反应，比如头晕、精力不集中、饥饿感，等等。这些不良反应都不会有的情况下，你的排便反而还会变好。因为复杂碳水属于升糖指数低、纤维含量高的食物，所以这个阶段适合长期乃至终身实施。

第三个阶段更加严苛，也就是完全低碳水阶段。

除了要戒掉糖制品、糖、精制碳水化合物的主食外，我们还需要戒掉豆类、根茎类的蔬菜。比如红薯、芋头、土豆、南瓜、黄豆，包括含糖量高的香蕉、苹果、梨、橙、菠萝等水果，我们都不能吃了。

是不是觉得能选择的食物越发少了？但千万不要有恐慌感。

当你可选择的食物变少时，意味着你能吃的食物可以不限量地吃到饱为止。所以你不用担心你的肠胃会闹饥荒，它们仍然可以享受食物，只是享受有限的清单中的食物而已。

第四个阶段就是鼎鼎大名的生酮饮食。

这个阶段是要利用脂肪，而非葡萄糖来进行代谢，可以迅速地帮助身体减掉很多脂肪。这个阶段大致需要戒掉所有的糖制品、糖、精制碳水化合物、主食、豆类、根茎类的蔬菜和所有的水果。

那还有什么是能吃的呢？

只有长在地上的蔬菜、肉类、海鲜类、油脂类、奶酪类和坚果种子类。比起完全低碳水阶段，它会更严苛。

它的严苛在于，它要控制碳水的摄入量低于每天 20 克。那也就意味着你每天通过饮食摄入的碳水化合物占 5%，其中 15% ～ 25% 来自蛋白质，75% ～ 85% 来自脂肪，严格地执行生酮饮食，直到你的身体达到生酮的状态。

这个阶段不建议长期实施，但短期内对调节体重和调节胰岛素水平都有非常显著的帮助。

一日零糖轻体法，
临时抱佛脚也有用

你知道一瓶饮料最多可以熬出多少根棒棒糖吗？答案是4根，而一根棒棒糖的重量为 15 ~ 20 克。

你知道一个人平均每天摄入的糖是多少吗？我国平均每人每天吃糖大约 54 克。

54 克听起来挺多的，然而当我们把这些糖还原到日常摄入的食物中，就会显得微不足道（54 克糖也就是 3 根棒棒糖而已）。如果算上主食中的大量碳水化合物，我们摄入的糖分可比计算的数量多得多。这部分主要是教大家在一天中具体如何实施戒糖。

你肯定会疑惑，如果在 24 小时里我们就可以试着戒糖的话，为什么包括我在内的国内外众多医生、营养专家还提倡

21 天甚至更长的时间做戒糖挑战呢?

　　要知道,戒糖不是一个一劳永逸的行为。戒糖是个缓慢的过程,从你决定戒糖到看到成效起码要 21 天。从看到成效再到终身受益,这甚至是一个终身课题。所以,我提供的一日戒糖方案只是让你感受一下无糖生活的一天是怎样的,并不是说戒糖一天就能达到何种效果。

　　在这个方案里,我会传授大家如何从早上起床开始到晚上入睡,让你的生活和糖做个隔离。当你觉得这些方法听起来似乎有些道理,就可以复制到之后的生活里去深度执行你的戒糖计划了。

首先,早餐怎么吃?

　　早上起床后,很多人都有喝蜂蜜水的习惯。因为有营养学家说蜂蜜水有排毒、通便等好处,但事实上蜂蜜就是经典的游离糖。蜂蜜虽然富含矿物质,但含糖量也不容小觑,而所谓的通便效果,只要喝足了优质水,就能冲刷到肠道,帮助便便的排出。

　　所以,如果你只是想追求微量元素和排便效果,改喝优质的天然矿泉水就好了。除此以外,柠檬片泡水,或者喝带气的天然苏打水都是效果超好的方案。

　　再来看早餐,很多朋友都离不开早餐。早餐要吃好的传统观念根深蒂固，以至于当我提到 16+8 的间歇性轻断食时，很多人都跟我理论早餐的重要性。

暂且不说该不该吃早餐，我们看看那些碳水、糖分重灾区的早餐。北方早餐中的包子、馒头、花卷、油条、煎饼馃子。南方早餐中的粥、面条、米线、米粉、烧卖、生煎、小馄饨，等等。再就是西式早餐中的面包、蛋糕、蛋挞，如果再配上一杯含糖的豆浆、含糖奶茶、红枣银耳汤。天哪，千万别跟我说你跟这些早餐食物不熟，这些味道你一定都再熟悉不过了。别说你了，就连我也数不清这些年到底吃下了多少学校食堂和家门口早餐铺的高糖、高碳水的早餐。而高糖、高碳水的组合简直就是长胖的抄小道方案。所以你若想减肥掉脂，就趁早换掉这些早餐。

既如此，那我们就不能吃早餐或者不能吃那些传统早餐了吗？

其实你可以选择吃鸡蛋饼配无糖的黄豆浆、黑豆浆这类豆制品，不加糖的黑芝麻、核桃糊，水煮蛋、炒蛋、鸡蛋饼之类的食物，胡萝卜、西蓝花、西红柿之类的新鲜蔬菜，等等。这些都是可以吃好、吃饱也能极好地控制吃完后血糖不至于飙升的早餐选择。

再就是喝黑咖啡，黑咖啡能很好地稳定血糖和提升精力，同时对促进肠道蠕动和燃脂都有帮助，说白了，就是喝了可以帮助瘦身的饮品。如果喝不惯黑咖啡也没关系，早餐时段喝红茶、绿茶效果也是一样的。

接下来，上午茶吃什么呢？

不吃上午茶是最好的，不要一直让自己的嘴忙着咀嚼食物，延长禁食的空当，有助于身体留出相当长的空隙来完成消化行为。但有些人偏偏就不能让嘴巴停下来。所以在早餐到午餐之间，一定得吃下去点什么，也许是几块饼干、一个甜甜圈，或者是觉得已经十分健康的小包装的风味坚果，抑或是一个苹果、一根香蕉等。

建议你省略掉这些补充品，因为它们全是会让你的血糖上升以至于让你觉得更饿的东西。不如将缓慢上升的饥饿感留给正正经经的中午饭来压制。如果你实在无法精力集中且感觉到饥饿的话，建议吃些未加工的原味坚果，特别是碳水化合物相对较低的新鲜核桃、巴西坚果、澳洲坚果，或者吃胡萝卜或黄瓜也行，耐饿度也很好。

之后，再看看午餐。

好不容易熬到了午餐时间，我们又需要面对是自己做饭还是外食的选择。外卖确实是一个非常伤脑筋的东西，因为好吃的外卖都不健康，健康的外卖都不好吃，还很贵。如果可以，自己前一天晚上做好午餐带到公司来吃是个好选择。

如果是外食也可以在鱼类、肉类、豆类、蛋类中选择 1 ~ 2 道作为主食，再配合一个蔬菜，而不点传统主食来作为你的午餐。

如果你把早餐都省略掉了，此刻这一顿是你今天的第一顿餐食，你完全不用惧怕油脂、蛋白质的摄入，将鱼、肉、蔬菜、杂豆、蛋吃到满意为止。那么，餐后可以喝点什么呢？午餐结束后千万别喝所谓能帮助消化的高糖分酸奶或者餐后饮料。如果你没有吃主食，可以多喝一碗汤，鸡汤、骨头汤、鱼汤都行。另外，午餐后一定得远离奶茶、奶咖，应在淡茶水、黑咖啡或者矿泉水中来选择。

你有吃下午茶的习惯吗？

下午茶吃什么，可以参考上午茶。最好省略！

实在饿了，也可以吃少量原味坚果这类低碳水化合物的食物。如果中午那顿蛋白质和脂肪补充得很足，碳水值够低的话，按道理，到晚餐的这段时间里，你的饱腹感都会是强的，因为你的饥饿感受到血糖的影响，执行低碳水餐你就不会总觉得饥饿了。

这里我想补充一个知识要点，那就是饥饿感产生的五大因素：①缺乏睡眠；②蛋白质不足；③缺乏脂肪摄入；④精制碳水摄入过多；⑤饮水不足。

当睡眠不足时，会导致身体应激反应中的胃饥饿素的水平升高，这就是当我们睡眠不足时总想吃东西的原因。而有研究表明，当白天蛋白质的摄入量为总摄入量的 25% 时，深夜饥饿的感觉会降低 50%。脂肪和饥饿感的关系也是如此，高脂低碳饮食的人一定是比低脂高碳水饮食的人对碳水和糖的渴望度更低。

所以，当你渴望吃甜食时，很有可能是优质脂肪没有摄入够。脂肪中有好的成分，比如椰子油中的中链甘油三酯和各种深海脂肪鱼类、坚果类中的 ω－3 脂肪酸都是能帮助降低食欲的。精制碳水摄入过多时血糖飙升，会出现下一顿饭来临之前，你的饥饿感就到了。

最后就是缺水。身体一缺水你的大脑反应和运动表现、心脏机能都会受到影响，而你的身体发出来的信号是需要补充能量，你会误以为需要的是食物，但其实只是水分而已。想想看，当花草萎靡不振时，是不是先别急着施肥，浇浇水试试看，马上花草就会恢复活力了。

回到正题，来看看晚餐吃些什么。

晚餐同样是用去糖、去主食，重视脂肪和蛋白质的方法来选择食物。

很多人喜欢刻意不吃晚餐来解决减肥的问题。我的建议是，如果你的不吃晚饭会换来一顿睡前乱吃，那还不如老老实实地吃低碳水的晚餐来得科学。往往省略晚餐的人，都会在晚上 10 点钟以后因为抵不住饥饿感而通过一个苹果、一瓶酸奶或者一袋薯片来缓解饥饿感。这就意味着你在差不多迎来胜利前功亏一篑了。那不如就在晚上的六七点之间用肉、菜、蛋来满足你的胃，这样既控制了碳水值，整个晚上也不会跟饥饿做斗争，时刻想着要不要睡觉前再吃点什么呢。

吃晚餐还有一个好处就是，很多不吃早餐的人会担心胆结石，但胆结石是因为胆汁没有被充分排出，而胆汁的作用是消化油脂的，只有在你摄入油脂后，胆汁才能开始工作，所以与其省略晚餐而重视早餐，不如把晚餐这顿吃好，让体内的油脂带动胆汁工作，这样就能促进睡前胆汁排空，减少沉淀带来的胆结石问题。

最后，夜宵也别去想了。

如果你把晚餐吃好，睡前就没有吃饭这事了。

说话、运动、思考都是可以放在晚餐后进行的，所以社交活动、聚会、看书、看电视、看电影这些你都可以做。除此以外，如果你外出社交，喝酒有时在所难免。

如果你不选择调味类的酒、饮料、汽水、鸡尾酒和啤酒这些，红葡萄酒、白葡萄酒、香槟几乎不含糖，在聚餐推托不掉时可以偶尔喝一些。

一天的无糖生活就这样结束了，想想看执行起来也没有那么困难吧。把一天拷贝到 21 天或者更长久的戒糖实践中也是完全可行的，何不试试 21 天，看看会有怎样的惊喜！

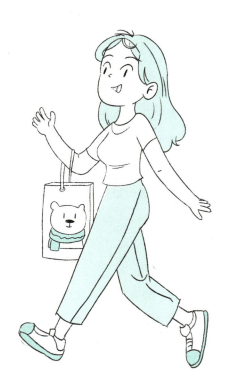

拒绝病态瘦，
选择身材、健康两手抓

如何应对减肥过程中疯狂脱发的困扰？

为什么有人减糖和低碳会导致脱发？是方法本身的问题，还是在实践过程中出了什么纰漏？

其实，相当一部分减肥的朋友都会遇到掉头发的困扰。大家可以用"减肥脱发"这个关键词去搜索一下，不管是低脂、节食减肥，还是低碳生酮减肥，又或者是做减重手术、使用国家市场监督管理总局批准的减肥药等，都会有脱发的风险，尤其是减得越快、减重越多越容易导致脱发。事实上，肥胖本身也容易脱发。

导致脱发的原因多种多样，我们不能一概而论，更不能因噎废食，而是要找准原因，科学应对。常见的脱发原因有以下几点：

1. 热量不足

很多低碳新手以为只要严格限制碳水化合物摄入量就能减肥。

的确，少吃碳水能帮你减轻体重但同时也很可能造成热量摄入不足，尤其是那些低碳初期连优质脂肪也不敢吃的朋友，变得低碳又低脂。任何低热量的饮食都会影响头发的健康。

2. 缺乏维生素和矿物质

研究发现，缺乏氨基酸和微量营养元素（如锌）会导致头发稀疏。

当你只吃非常少的碳水化合物时，你身体中胰岛素的分泌量会大大降低，并且糖原储备会耗尽。随之而来的是，肾脏会排泄大量的水和电解质，例如，钠、锌、镁、钾和碘，而这些矿物质是保证头发健康的重要营养素。所以我们在减脂的过程中要补充多维片，钾、镁、锌，多吃海带、紫菜等。

3. 压力增大

在经历任何一种饮食结构改变时，你的身体都会承受各种压力。而压力会导致暂时性的脱发，就像熬夜、失眠、产后都会遇到。

你可能会问：饮食改变为啥会带来压力？这是因为饮食结构的变化使身体摄取到与以往不同比例的营养元素以及不同的热量，再加上燃烧脂肪的时候"酮流感"的存在，这些都会在一定程度上对身体造成压力和心理负担。在大多数情况下，因压力导致的脱发是暂时的，一般只持续两到三个月。

4. 缺乏生物素

一项动物实验发现，低碳水化合物、高脂肪的饮食会导致生物素缺乏。

低碳或者生酮饮食必须严格限制碳水化合物的摄入，因此即使是一些富含维生素和微量元素的蔬菜或者水果都成了禁忌食物。这样很容易导致营养不全面，其中就包括生物素。

生物素，也称为维生素 H。你的身体需要生物素来帮助将某些营养物质转化为能量。它在维持头发、皮肤和指甲的健康中也起着重要作用。所以如果有脱发的朋友可以尝试补充一些生物素。

5. 缺乏蛋白质

标准的生酮饮食应该包括少量的碳水化合物、适量蛋白质和高比例的健康脂肪。

很多人基本能保证碳水化合物和脂肪的正确摄取量，但往往忽略了蛋白质。还有些人担心吃太多蛋白质会因为糖异生而使身体退酮，导致蛋白质摄入不足。当缺乏蛋白质时，毛发会进入静止状态，从而帮助身体节省蛋白质，一段时间后就会导致大量脱发。

脱发一般是暂时的。你可以通过调整饮食来预防或者缓解脱发的症状，吃够热量，吃富含维生素、矿物质和电解质的食物，吃富含生物素的食物（肝脏、蛋黄、牛油果等）。

另外，还可以尝试进行瑜伽练习或冥想以减轻压力，保证充足的睡眠。如果这些方面都做得很好还是脱发，低碳生酮的朋友可以加一些复杂碳水化合物，比如燕麦、黑米、糙米、红薯、土豆、山药、藕片等，放慢你减重的速度，比如一个月 1 ~ 2.5 千克，脱发的情况应该就能改善。

在减肥过程中，可以考虑增加以下营养素的摄入，以促进头发的生长和健康。

蛋白质：摄入足够的蛋白质，如瘦肉、鱼类、豆类、坚果和乳制品。

维生素 A：摄入维生素 A 丰富的食物，如胡萝卜、南瓜、甜椒、菠菜等。

维生素 B：确保足够的维生素 B 摄入，如全谷物、豆类、坚果、肉类和禽类。

维生素 C：增加维生素 C 的摄入，如柑橘类水果、草莓、蓝莓、猕猴桃和辣椒等。

维生素 D：维生素 D 对于头发的生长和健康很重要，可以通过日光暴露和摄入富含维生素 D 的食物，如鱼类、蛋黄和奶制品来补充。

矿物质：确保摄入足够的铁、锌、硒和铜等矿物质。这些矿物质对于头发的健康和生长至关重要，可以通过食物，如红肉、禽肉、鱼类、坚果、蔬菜和水果来补充。

必要脂肪酸：摄入健康的脂肪酸，如富含 ω−3 脂肪酸的鱼类（鲑鱼、沙丁鱼）和亚麻籽。

每个人的身体状况和健康需求都不同，最好在准备减肥并补充营养素之前咨询医生或营养师。他们可以根据你的具体情况提供个性化的营养指导，帮助你尽量避免脱发问题，并维护头发的健康。

为什么你的"低碳饮食"会导致"姨妈出走"？

减肥过程中出现月经不调或停经的主要原因，是能量不足和身体的应激反应。特别是在减少碳水化合物摄入的情况下，这种影响可能更加显著。以下是由减肥引起月经不调或停经的几个常见因素：

能量不足。减肥通常伴随着能量摄入的减少，这可能导致身体处于能量不足的状态。能量不足会使身体降低代谢率，以适应摄入的能量较少。在这种情况下，身体会优先满足重要生理功能的能量需求，而抑制次要功能，例如，生殖系统的正常功能，这可能会导致月经不调或停经。

脂肪摄入不足。减肥过程中，为了减少总体能量摄入，人们往往会限制脂肪的摄入量。脂肪在体内合成激素中起着重要作用，包括雌激素和孕激素等与月经周期相关的激素。如果脂肪摄入不足，体内激素的合成可能会受到影响，导致月经周期的改变。

身体应激反应。减肥本身可能会给身体带来一定的应激，包括心理和生理层面的应激。身体应激会引发一系列神经内分泌的变化，如增加皮质醇的分泌。高水平的皮质醇可以抑制卵巢功能，干扰月经周期。

营养不平衡。某些减肥饮食计划可能会导致营养不平衡，缺乏某些重要的维生素、矿物质和营养素。这些营养素在维持正常月经周期和卵巢功能中起着关键作用，营养不平衡可能导致月经不调或停经。

对于女性，保持合理的饮食和减肥方法，确保摄入足够的营养，同时控制减肥的速度和幅度，以维持身体的健康和月经的正常运转是非常重要的。

如果出现月经不调或停经的情况，建议你咨询医生或专业的保健专家，以获得个性化的建议和评估。他们可以根据你的具体情况进行综合评估，了解你的饮食、生活方式和身体状况等因素，并提供适合你的减肥方法。以下措施可以帮助缓解月经不调或停经的情况。

平衡饮食：确保摄入足够的营养，包括脂肪、蛋白质、维生素和矿物质等。合理增加脂肪摄入，选择健康的脂肪来源，如橄榄油、鱼类和坚果。

控制减肥速度：适度控制减肥的速度和幅度，避免能量摄入过度减少。逐渐减少体重，以稳定和健康的方式实现减肥目标。

管理压力：减少心理和生理层面的压力。压力会影响激素水平和月经周期。寻找适合自己应对压力的方法，如运动、冥想、放松技巧等。

规律运动：适度的有氧运动和体力活动对维持身体健康和正常月经周期非常重要。但是，过度的运动可能会对月经周期产生负面影响，因此要保持适度。

尽管减少碳水化合物摄入可能是一种有效的减肥方法，但对于女性来说，保持合理的饮食和减肥方式非常重要。建议在减肥过程中确保获得足够的营养，避免极端的饮食限制，并注意身体的反应。如果出现月经紊乱或闭经的情况，建议咨询医生或专业的保健专家，以获得个性化的建议和评估。

产后哺乳期，减糖瘦身如何展开

备孕、怀孕、哺乳和产后恢复期的女性适合戒糖减肥法吗？

很多女性会问这个问题，我的回答是要根据你的戒糖程度而定。如果仅仅是戒白砂糖类的食物，任何时期都可以进行，因为你的身体不需要这些添加糖和糖制品。

孕期控制糖分摄入，还能有效地控制孕妇的体重超标和减少妊娠期糖尿病的患病概率。至于减肥，孕期和哺乳期就别想了，在这之前和之后都有大把的时间可以用于减肥，而在孕期和哺乳期这两个非常时期，咱们就先别折腾了。

备孕期

首先，我们来谈谈备孕。

备孕期最需要做的就是调整身体状态。比如肠道方面，你最需要做的是观察自己的肠道是否健康。这包括有没有定期排便，大便是否成形和足量，身体里是否有宿便长时间未被排出体外，等等。如果排便一直有问题，备孕期应该增加纤维食物和水分的摄入。

又如环境污染方面，如果你长期有使用塑料制品、微波炉、蓝牙设备或者打印设备等电磁波产品，抑或是每天涂抹功效性非常强的非天然的护肤化妆品，那你则需要停止使用它们，减少这些日常接触的污染物对身体的侵害。

如果你嗜睡、精力不集中、身体虚弱等，就需要定期做有效运动，并吃天然非加工的当地应季的食物来给身体在营养上做支持和力量的补充。以上我说的这些问题，是备孕期里爸爸妈妈需要注意的，两个人需要齐心协力来完成备孕的步骤。

对于超重肥胖的育龄期女性，维持在一个理想的体重标准时再怀孕对自己和胎儿都好。

其实从胚胎时期开始，营养和能量就经由母亲的脐带血液流经我们身体并产生影响。这就是为什么血糖比较高或者肥胖的准妈妈人群，生出巨大儿的概率是普通妈妈的数倍。那是因为她们的血液里含有更多的血糖，这种含有更多糖的血液灌溉了胎儿的每一寸身体，导致胎儿在还没有出生的阶段就经受了一轮高血糖的洗礼，继而在体内转化出更多的脂肪细胞来储存这部分多余的能量，一出生就是困扰妈妈的巨大儿。

更糟糕的是，这并不是"一过性"的"胖娃娃"问题。母胎中积累的高血糖和脂肪，会让婴儿在出生之际就蒙上"胰岛素抵抗"的巨大阴影，大大增加了在儿童时期和成年后肥胖的概率。

我们经常见到很多从小就胖的孩子，到了青春期还是比体重一直正常的孩子更容易发胖；哪怕他们靠毅力减肥成功，还是会更大概率地复胖。这是因为生命早期的一系列变化早已埋下肥胖和慢性病的种子。

高血糖环境让胰腺处于一种高应答的状态，而脂肪细胞在生命早期已经开始扩增以容下更多的脂肪，胃肠道的菌群也会对高热量、高血糖的刺激产生记忆，让这部分人即使在瘦下来后，仍有很大可能往复胖的路上走。可以说他们的身体对肥胖有种独家记忆。

所谓的"肥胖是会遗传的"，正是从胚胎的高血糖和肠道菌群开始的。要想减少高血糖对我们身体的荼毒，需要从胎儿时期做起。所以为了自己的身体健康、生育的顺利以及孩子的未来，减糖是在备孕期就应该着手养成的良好营养习惯之一。真正让孩子赢在起跑线上的，往往是妈妈的饮食和身体素质。

备孕期里，你完全可以控制碳水，戒添加糖的饮食。临床上也有很多事例证明体重过重或者患有糖尿病难以生育的夫妻，在实施了控糖饮食后成功受孕的例子。而这种饮食甚至有助于缓解孕初期的早孕不适反应。

孕期

对于已经在孕期中的朋友，我希望你们这样去看待。首先，游离糖是肯定要戒掉的，近几年发病率升高的妊娠期糖尿病，是一种没有糖尿病问题的女性在孕期出现的高血糖。它会带来流产率的上升、宝宝过度生长、宝宝出生后黄疸和宝宝未来高发 2 型糖尿病等问题。虽然宝宝出生后，95% 的妊娠期糖尿病会恢复，但将来自己患 2 型糖尿病的概率也会大大升高。

孕期出现的糖尿病非常好预防，只要控制饮食，特别是戒甜食和适当地运动即可。所以我的饮食建议是，我们不需要实施超低碳水或者生酮饮食，因为宝宝在妈妈肚子中需要碳水化合物的支持，特别是水果中富含的维生素和矿物质等。虽然戒糖饮食中建议大家少吃甚至不吃水果，但孕期中的妈妈，还是应当重视水果的摄入量。孕期可以完全戒掉游离糖，减少精制碳水化合物的摄入。我们可以通过吃豆类、粗粮、鱼类、肉类、水果、蔬菜来满足我们身体所需的各种营养素，同时不至于引起血糖飙升。

因为这些食物中，虽然也有碳水，但都是富含纤维的低GI复合碳水化合物食物。而有趣的是，如果孕期你跟医生说我不怎么吃白米饭、白面条，也戒掉了所有的游离糖，我在实施低碳饮食，医生一定会警告你说这样是不对的，主食一定要吃，这样对宝宝好。但是如果你问医生，我的饮食是粗粮、豆类、鱼类、肉类、水果、蔬菜的搭配，医生又一定会夸你，说你真的很懂营养均衡的搭配。所以不要把不吃米饭、不吃面条想成是一件非常出格的事，虽然孕期需要碳水化合物的摄入，但这个量并不是越大越好，所以减糖饮食方案在孕期是完全可行的。

控制碳水的饮食还能防止肚子中的胎儿发育过大、自己体重上升过多、减少孕期身体浮肿等好处。

哺乳期

再来看看生完宝宝后的哺乳期。

哺乳期里很多新手妈妈开始迫不及待地减肥，我的建议是先好好地喂母乳——喂母乳一天可以消耗 600 ～ 800 千卡的热量。

喂母乳期间，妈妈本人就算是吃了营养以及热量值非常高的食物，也很容易随着母乳喂给宝宝，自己不用太担心发胖的问题。在喂母乳时和宝宝也能有更多的互动，简直是一举两得。饮食上千万别想着少吃、不吃或者是吃所谓的减肥餐，少糖、纯天然、荤素搭配更重要，而且吃的质量比数量更重要。

其实不管你是平日里的饮食还是产后饮食，吃得多并不代表吸收的营养多，吃得少也不意味着营养不良。如果只是汉堡加薯条、炸鸡配奶茶，量再大，身体仍然是感受不到营养的。

再说回来，传统坐月子期间的膳食一般都偏油腻和高碳水。因为老人们会觉得大鱼大肉能促进乳汁分泌，而且能让乳汁更有营养，而一大碗米饭或者面条也是老人们必须要给妈妈们准备的食物。那新手妈妈们如果想离瘦身更近一点，大鱼大肉和大补的食物可以适当地吃，但精制碳水建议换成红薯、南瓜、玉米、小米、红豆、黑米、糙米这些粗粮豆类。

在少吃糖方面，也许你能控制住哺乳期不吃饼干、蛋糕之类含糖量很高的精加工食品。但传统认知里对女性补血帮助很大的红糖、米酒、汤圆，也许老人们会顿顿给你准备，以为这些能帮助子宫恢复。之前也说过，红糖就是含铁量多了一些的糖，说到底，还是没有菠菜的含铁量高，不如吃菠菜。所以，哺乳期里，我的建议是一定要戒掉游离糖。

哺乳期可以生酮饮食吗？

那哺乳期到底能否生酮饮食呢？

我的回答是不能。母乳中会带走一部分身体里面的碳水，所以每天你的碳水化合物摄入量不能少于 50 克，否则乳汁里面会缺乏碳水，影响宝宝的发育，所以控糖、控碳水比生酮饮食更适合妈妈们。不管整个孕期和哺乳期采取哪种饮食方案，以下这些都是你需要做到的。

第一，重视优质脂肪的摄入。

比如，来自牛油果的脂肪，以及橄榄油、椰子油、黄油、坚果、三文鱼中的健康脂肪。母亲们补足了好的脂肪，不仅不用担心长胖的问题，还要感谢这些油脂，因为它们能够帮助宝宝的大脑发育，让宝宝变得更加聪明。

第二，保证维生素 D 和叶酸的摄入，晒太阳很重要。

很多妈妈担心晒太阳会晒黑从而不出门晒太阳。要知道比起晒黑，缺乏维生素 D 后果更严重。而每天保持 20 分钟的日光浴，有助于体内维生素 D 的合成，可比服用钙片更天然。

叶酸不仅可以预防妈妈贫血，还能降低胎儿的出生缺陷，所以多吃一些富含叶酸的食物，比如绿叶蔬菜、天然水果，当然也可以额外在备孕期和孕早期服用一些叶酸补剂。

第三，避免所有的加工食品。

这是妈妈们很有必要做到的。

很多加工食品都含有超多的添加糖、精制淀粉、防腐剂、反式脂肪，等等。学会看食品成分表，就不难发现，糖永远位居加工食品成分的前三名，就连所谓的健康食品都难以幸免。所以妈妈们的重要任务就是少吃超市里的加工食品，多吃菜场里的新鲜食材制作出来的家庭菜肴。

当然，孕期其实是一个感受非常个体化的过程。由于每个人的身体感觉、身体状态和之前的身体情况都不同，没有一个统一标准能够适合每一位孕妈妈，只要尊重自己身体的感受，健康开心地享受整个孕育宝宝的过程就好了。

第四章

吃着吃着就瘦了：生酮饮食与轻断食

想要减肥，就别谈"脂"色变

对于减肥的小伙伴来说，共同的敌人就是脂肪。对于每一个在减肥路上摸爬滚打多年的人来说，心中一定有这样一个执念：若不减脂，誓不罢休！

而大众认知下的常规减脂方案或多或少就是不吃脂肪，或者少吃脂肪配合运动。这个方法没问题，可你做不到呀。因为1千克的脂肪可以提供9000千卡的热量，理论上说，为了减1千克的脂肪，你需要每天跑步1小时，坚持15天，才可以把9000千卡的热量燃烧掉。

很多人以为流汗运动就是在减脂，其实汗液里面只存在水分、电解质和一些有毒的成分，流掉的汗液喝水就能补回来。所以，并不是只要你在流汗就是在减脂。虽然运动对减脂非常重要，但运动对身体的最大帮助是增加肌肉，因为

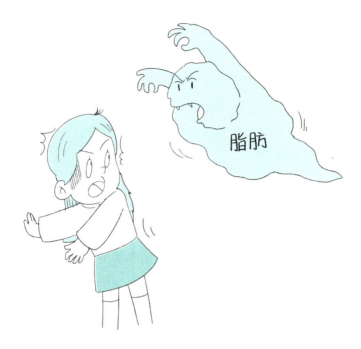

肌肉视觉上比脂肪的体积要小，所以运动带来的效果是身材变好，但是体重却没有掉。因为它能做到的是帮助你把皮肤变得更紧致了，所以想追求皮肤紧致，身材美观，运动必不可少。

　　事实上，糖的存在比脂肪的存在更加可怕，之前也谈到过，糖才是长胖的罪魁祸首。摄入糖分，会刺激胰岛素的分泌，从而让那些没有被完全分解的糖分变成能量，以脂肪的形式存在身体里面；而脂肪想要再转变成糖就没有那么容易了。

因此，当脂肪日积月累地存在身体里面没有办法被代谢掉时，身体就开始变胖了。所以，如果解决了脂肪代谢或者燃烧脂肪的难题，你就可以放心大胆地吃脂肪了。

脂肪的代谢

现在你知道了，减肥或者说减脂的关键在于提升身体的脂肪代谢能力，那么你要做的就是先了解脂肪是怎么代谢的。

正常情况下，给身体提供能量的物质是糖原。身体的能量消耗顺序也是按先消耗糖原，再消耗脂肪，最后消耗蛋白质来实现的。

那糖原又是从哪里来的呢？碳水化合物就是糖原的重要摄取方式，所以很多人认为吃主食才会有力气，是有一定道理的。但如果我们跳过消耗糖原的过程，直接去消耗脂肪可不可以呢？理论上是可以实现的，这不正是达到了提升脂肪消耗的目的了吗？那如何才能做到消耗脂肪？当然是减少糖原的摄入。当身体的糖原被完全消耗完，身体就会自动启动第二顺位的消耗模式，即消耗脂肪。

换言之，如果身体里面有足量的甚至过量的糖原，不仅无法消耗完，而且还会存起来，让身体有更多的脂肪。那身体原有的脂肪不但得不到消耗，还会囤积更多的脂肪，这就是你长胖的原因。

所以，如果你天天盘算着吃低热量的食物而吃下去更多的碳水，那也就意味着你身体会有充足的糖原用于消耗，脂肪就很难被减掉了。因为你体内的脂肪压根就没有机会被召唤去干活！只有降低了碳水的摄入，身体里面的糖原减少了，脂肪才会有用武之地。

此外，脂肪饱腹感很好，你也不会吃多，因为吃多了会腻，所以当你调整了饮食的比例，变成低碳水和高脂肪的饮食组合时，长胖就不会再困扰你了。

一旦优化了每日饮食中碳水和脂肪的比例，你就不会再谈脂色变或者谈油色变。

区分好脂肪与坏脂肪

脂肪其实也分好脂肪和坏脂肪。虽说脂肪没有传统意义上说的那么可怕，但不是所有的脂肪都可以肆无忌惮地吃进肚子里。

从健康角度来说，我们会把健康油脂分为单不饱和脂肪酸、多不饱和脂肪酸、饱和脂肪酸和反式脂肪酸这四类。

其中，含有反式脂肪酸的食物最应该被放弃掉，比如奶茶中的植脂末、方便面里面的氢化油、酥饼中的起酥油、廉价蛋糕和甜甜圈中的植物奶油等。这些物质吃进身体以后，非常容易导致身体发炎和油脂分泌过剩，也会使得血液中胆固醇增高，增加患心血管病的风险等。而且这一类油通常会和单一的碳水以及糖分一起来制作成价格低、口感好的甜品被我们食用。

然后，再来讲讲饱和脂肪酸和不饱和脂肪酸。它们的存在不分绝对的好或不好。不同的油，烹饪方式不同，以及饮食搭配，都会产生不一样的效果。比如，单不饱和脂肪酸多为好油，像葵花子油、牛油果油、橄榄油，它们都是全球公认的健康油脂，可以起到降低胰岛素抵抗、保护心血管和预防心脏病的作用。因此，这些油既可以减肥又可以预防慢性病。

然而，有些油只适合以低温凉拌并且浇在菜上的形式来使用。比如日常生活中用得比较多的玉米油、菜籽油、花生油、大豆油，这些食用油多为多不饱和脂肪酸。它们并不是什么好油，非常不建议大家在烹饪热菜时使用。

因为多不饱和脂肪酸在高温下会产生有害物质，使细胞突变、身体发炎，诱发心脏病和心血管疾病、多囊卵巢综合征的问题。所以，相比之下，更建议大家高温烹饪的时候使用饱和脂肪的油脂比如黄油、猪油、椰子油这一类，它们在高温下极其稳定，非常适合炒中式的菜肴。

总结下来就是，单不饱和脂肪酸的油适合凉拌，而饱和脂肪的油适合烧菜。拒绝所有的反式脂肪的油脂。

除了各种油以外，鱼和肉都是脂肪的大户。当然，非常好理解，猪肉有猪油，鱼类有鱼油，所以它们都是脂肪的存在形式。那如果我们减少了碳水的摄入，鱼类和肉类都是可以摄入的，这对于爱吃肉的人来说，无疑是个好消息，你是不是在暗自欣喜，终于有一个讲减肥的人不要求咱们吃素了。

如果你是个肉食者，只要你戒游离糖和低碳水，你仍然可以保持吃肉的习惯——只要你不是大排配面条，或者红烧肉配米饭，或者是啤酒配炸鸡。因为这些都是高脂肪和高碳水的错误搭配。而牛排配西蓝花，甚至是烤鱼配蔬菜的组合都是相当可行的。

讲完了脂肪，你是不是更加放心了，原来要进行的戒糖旅程并没有那么枯燥，原来还可以吃牛排，还可以吃烤鱼。

生酮饮食：肉食主义者的天堂瘦身法

如果你足够热衷减肥，或许听说过这样一个词——"生酮饮食"。在各大网站上输入关键词"生酮饮食"，就会有不计其数极其励志的身材、体重对比图，如同一针强心剂，正中需要减肥人群的要害。

其实，生酮饮食法最早是用来治疗癫痫的，但后来发现坚持下来的人都感觉自己掉体重了，渐渐地，它就被推崇为一种有效的减肥方法。之后，有很多的书籍、文献开始佐证生酮饮食对大脑、肠道的帮助，使得生酮饮食越来越受欢迎。

那生酮饮食到底是什么呢？它是一种低碳水化合物、高脂肪和适量蛋白质的饮食组合。

生酮饮食在减肥初期对于脂肪、碳水和蛋白质的摄入量要求非常严格，按比例来说就是 75% 的脂肪、20% 的蛋白质、5% 的碳水化合物。是的，你没看错，在生酮饮食中，需要我们摄取大量的脂肪。因此，生酮饮食最大的特点就是，对于很多减肥者来说可以吃肉吃得特别爽，而且在热量方面没有任何限制。相较低卡低脂饮食，生酮饮食可谓是吃货的福音。

许多人认为，减肥期就是要避免摄入脂肪，控制热量的摄入。他们每天吃有机食物补充营养品，尽量避开那些加工食品、垃圾食品，但是最后还是造成糖尿病、高血压、高血脂、肥胖等。为什么呢？因为他们忽略了一个重点——营养素的比例。三大营养素里碳水化合物、蛋白质、脂肪的比例的差异会对身体有惊天动地的影响。这是很多人做梦都想不到的事情，把饮食中的碳水化合物降下来之后，就会发生奇妙的事情。

那么，减肥期真的可以吃肉、吃油吗？如何才能有效进行生酮饮食？生酮饮食有哪些好处、哪些注意事项？所有人都适合生酮饮食吗？这些需要大家耐着性子接着看后面的内容，从而进行系统深入的学习。

生酮饮食与传统饮食的区别

所谓"生酮"，是指身体产生酮体（脂肪的分解产物，包括乙酰乙酸、β-羟基丁酸及丙酮）的一种状态，即生酮状态。生酮状态下，身体通过低碳水化合物饮食促进糖原的分解，在糖原消耗完毕后则会转向分解脂肪以此给身体供能。

那我们的身体在什么情况下会产生酮体呢？答案是燃烧脂肪的状况下。由此可知，这种饮食方式能让我们的身体燃烧脂肪，当燃烧自己存储的脂肪的时候，自然能够产生瘦身的效果。

生酮饮食的工作原理就是用脂肪来代替碳水化合物。身体消耗完最后一丁点葡萄糖后，慢慢开始燃烧脂肪，用来给身体供能，使得身体慢慢地开始生酮，最终让身体进入一个高效燃脂的状态。当身体进入生酮状态以后，就会以酮体作为原料，给身体和大脑供能，使你的精力变得非常好，注意力更集中。大脑运转会全面升级，但整个过程需要在前面的不适应期结束后才会感觉到。

由于身体供能机制未被改变，所以运动时只消耗了身体的一小部分糖原。当我们继续进食时，又吃这些糖类为主食的食物，消耗掉的能量又马上被补回来了，导致身体的脂肪纹丝不动，完全不能被激活和消耗。可当身体没有糖原时，脂肪代谢才会开始，身体才会开始燃烧脂肪。那么生酮饮食其实就是为了帮助身体激活脂肪代谢的过程。

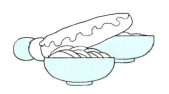

传统饮食结构

谷物主食为主，
蔬菜、瘦肉、鱼类，
少量植物油

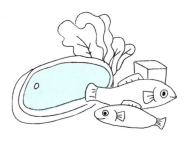

生酮饮食结构

肉、鱼、蛋、
优质脂肪、低糖蔬果，
少吃或者不吃糖、面、
米等精制碳水食物

然而，多年以来，我们经常误认为为了身体健康就要多吃淀粉、少吃油脂。从热量比例来看，就是名副其实的高糖饮食。此外，一些加工食品为了标榜健康，往往自称是低脂食品，但却过度添加糖以丰富口味，还有含糖饮料的泛滥、水果的甜度也是越来越高，导致现代人在淀粉和糖分方面早已摄取爆表。

事实上，我们大多数人都是以糖类为主要的饮食来源，也就是米饭、面条这类主食。由于这类传统的饮食习惯，使我们的身体在 99% 的时间里都会用体内的糖分作为主要的供能手段，因此身体没有合适的机会主动燃烧脂肪。

此外，生酮饮食与低碳饮食一样，都是减少碳水化合物的摄入，那这两者有什么区别呢？

生酮饮食每日碳水的摄入量比低碳饮食还要低，只可摄取 25 ～ 50 克碳水，并且要求摄取更大量的好油脂，让身体在极低碳水、高脂肪和充足蛋白质的情况下入酮，也就是燃烧脂肪产生酮体，将脂肪分解作为主要的能量来源。

想要通过生酮饮食成功减肥，就必须严格执行饮食的比例。并且在生酮初期会有入酮的一个适应期，部分人会出现头晕、头痛、四肢乏力、便秘或者腹泻，所以有很多人因为身体不适而中途放弃，并没有真正地体会到生酮的好处。

相对来说，低碳饮食适用于更多人，也更容易坚持下去。

生酮饮食怎么吃才健康？

了解了生酮饮食是什么，我们再来说说生酮饮食具体该怎么吃。

我们先说说不能吃的：米饭、面条、烧饼、粥、包子、馒头、饺子、粉丝、面包、意大利面……这些用精制米面做出来的主食通通不能吃。因为这些主食就是我们日常碳水化合物的主要来源。我们只有 5% 的碳水指标，而且需要通通留给绿叶蔬菜们。长在土里的根茎类蔬菜富含淀粉也不能吃，如土豆、芋头、红薯、玉米。

除此以外，含糖的饮料、含糖的调味料、含糖的零食通通要戒掉，就连水果在生酮饮食初期也暂时不能吃，后面可以逐渐加一些低糖水果。牛奶也要警惕哦，因为牛奶的碳水化合物含量也很高，稍不注意就会超过一天 5% 的指标。如果你严格生酮，也暂时别喝牛奶，或者当你生酮进入平台期的时候去掉牛奶，可能就突破了哟。理论上无糖的酸奶可以喝，但现在市面上那些风味酸奶大多含过量的糖，所以也要从你的食谱中删掉。

总结一下，生酮饮食就是不能吃主食、水果、富含淀粉的根茎类蔬菜，以及所有的饮料、零食，还要小心牛奶和酸奶。是不是有点绝望，觉得找不到东西吃了？其实生酮饮食并没有这么可怕。

刚才我们了解了不能吃什么，现在就来看看可以吃什么。生酮饮食允许吃各种肉类，但要避免红烧和糖醋两种烹饪方式；允许吃鸡蛋、各种绿叶蔬菜、无糖奶油、无糖奶酪，无糖原味坚果；允许喝无糖无奶的黑咖啡；还允许吃各种健康的油脂，比如橄榄油、椰子油、亚麻籽油等。

所以，减肥的时候凡是不含糖、不含淀粉且脂肪含量高的食物，在生酮饮食里都是可以吃的。简单来说就是，完全不吃糖，不吃主食，做菜的时候多放健康的油，那你差不多就进入了生酮饮食。

那么，生酮饮食的脂肪究竟该怎么吃呢？

首先，有非常多的好脂肪，我们都可以选来吃。目前使用的油脂主要有三种：

第一类是肉类自身所带的脂肪。比如，猪油、牛油、鱼油、鸭油、鸡油等。

第二种是椰子油。椰子油是饱和脂肪酸，饱和脂肪的特性就是比较稳定，所以耐高温，适合中高温的烹饪方式。它是一种非常容易转化且能生成酮体的脂肪，尤其在生酮初期或是低碳初期，我们自身的脂肪转化没有那么顺畅的时候，使用椰子油可以让我们的身体早些适应酮体。

第三种是初榨橄榄油。橄榄油是非常好的不饱和脂肪酸的来源，适合中低温的烹饪方式。能够给我们的身体带来非常多的好处。

其次，生酮饮食时，脂肪的摄入没有固定的量，是唯一一个在每次进食都可以浮动的数据。生酮饮食者只需要计算清楚自己需要的蛋白质摄入量，并且保证蔬菜的摄入量每天达到 500 克以上，以及碳水化合物的摄入量最好低于 50 克就可以了，而脂肪则是吃到饱、不吃撑的一个程度，不用计算。

刚开始执行的时候，的确很难掌握脂肪的分量，这是很正常的，但是几天之后你就能够知道大致的量，就是吃饱不吃撑的一个分量。例如，如果你吃了足够的蛋白质还是很饿的话，就可以挑一些肥的肉来吃；如果你没有摄取足够的蛋白质就饱了，那你就挑一些瘦的肉来吃，吃个几天，你大概就知道自己的食量是多大了。

我们希望摄入的油脂大部分是来自食材，而不是烹饪油。烹饪用的油，比如椰子油或橄榄油，不需要多加，用量就是以自己觉得好吃为准。比如炒一盘菜，油太多了会觉得腻，油太少了没有味道，无论哪一种都代表着不好吃。

不管是减肥饮食还是维持健康的饮食，都贵在能够长期让人坚持，不能长期坚持的饮食注定是失败的；若是能够让我们长期坚持的，食物就不会太难吃。所以，脂肪量的增减要靠调整肉类的肥瘦来实现，而不是靠增减烹饪用油的使用量。

最后，我们来讲讲生酮的误区：

第一个误区，所有的脂肪都能吃。

在生酮饮食中，我们需要摄取大量脂肪（75% 的脂肪），而且大部分的脂肪都是可以吃的，但是反式脂肪一定要规避。反式脂肪会导致胰岛素抵抗，增加患 2 型糖尿病的风险，所以大家在饮食里面注意减少或者完全不食用这一类脂肪。

糕点、饼干、人造奶油、植物起酥油、植物黄油、油炸的食物如薯条和炸鸡，还有含氢化植物油的食品，通通含反式脂肪酸，需完全规避掉。

第二个误区，所有人通过生酮饮食都能减重。

生酮饮食通常适用于超重肥胖的群体，如果是费尽心思想从 50 千克减到 40 千克的瘦弱女生，你可以绕路了，生酮饮食不适合你。

第三个误区，生酮饮食只需要少吃碳水化合物就好。

因为生酮饮食强调主要的能量来源是脂肪，而非蛋白质和碳水化合物，所以很多人会误以为不吃碳水化合物就好。但是他们会吃很多的蛋白粉、鸡蛋、牛奶，这就导致他们最终摄入的蛋白质比例太高了，这样不仅会阻碍生酮的进行，同时还会给肝脏和肾脏带来负担。

21 天生酮饮食，一步一步瘦下来

认识了什么是生酮以及生酮饮食怎么吃，接下来就来学习如何开展生酮饮食。首先，我们来讲讲生酮饮食的实施步骤：

第一周，也是最关键、最难开始的一周。

（1）碳水化合物的摄入要严格把关。碳水化合物的日摄入量我们要控制在 5%，所以米饭、面条通通不能吃。要知道，100 克的牛奶中就有 5 克的碳水化合物，所以一定要格外小心。

（2）逐渐适应大量摄入油脂饮食。生酮饮食刚开始身体一定不舒服，因为第一周我们需要吃很多的油脂和肉，但是身体没有学会如何利用它们。将身体的糖消耗干净，转而分解脂肪作为燃料，会让我们体验到一个极度饥饿的过程，因此绝大多数生酮减肥者都会感觉到头晕、乏力。此外，我们的身体对糖是有依赖的，所以想要戒掉碳水化合物其实是非常需要意志力的。

（3）**一定要多喝水，时刻监测自己的体内酮体含量**。整个生酮饮食一开始是最难熬的，每天至少保证两升的喝水量，让身体多余的酮体快速地排出体外。

在网上可以购买到尿酮试纸，测试体内酮体含量，以此判断身体是否开始脂肪的代谢。用试纸去测尿液，颜色浅说明身体还没有开始生酮，即还没有开始脂肪代谢；颜色太深说明身体已经有过多的酮体，那就需要配合大量地喝水，将它们排出体外。

使用血酮仪或尿酮试纸是判断你是否进入生酮状态的最简单的方法。但如果没有这些工具怎么办？你可以通过以下几个常见的体征或症状来确定自己是否已经入酮。

口臭。大多数成功进入生酮状态的人都会反映嘴里有一种水果味儿，随着血酮水平升高从尿液和呼吸中排出体外。这是一个非常明显的信号，尽管有点儿影响社交，但你可以通过每天多刷几次牙或者嚼无糖口香糖来缓解。

持续的体重减轻。生酮饮食和低碳饮食对减肥非常有效。

在开始生酮饮食后，体重会掉得很快，特别是在第一周，不过减去的大多是水分，因为本身很多胖友储水很厉害，胖起来后连手脚都是肿的。这一阶段之后如果你继续坚持生酮饮食，体重会继续减轻。

食欲减退。如果你发现不再像生酮饮食之前那样总是感觉饥肠辘辘，而且饭量也减小了，那么恭喜你，你可能已经入酮了。由于极低的碳水和大量的优质脂肪使你的饱腹感增加，你的身体可以更好地调节激素水平，从而传递给大脑是否需要进食的正确信息。而不是像以前明明肚子里有很多肥油，却一顿不吃饿得慌，两三个小时就要找东西吃。

消化问题。生酮饮食意味着你所吃的食物类别发生了重大改变，这些变化会引起消化道的一些反应，便秘或腹泻是其中最常见的两种，可以加一些益生菌帮助调节。这种不良反应会随着身体逐渐适应新的饮食结构而缓解，并最终恢复正常。

短期的疲倦乏力。在你的身体代谢开始转换"跑道"，从烧糖来供能转换为烧脂肪供能的过程中，你会出现暂时的疲倦乏力感，这也是生酮饮食初期很常见的酮症反应。这个时期，你可以通过补充大量的水分、盐分和电解质，喝加粉盐的大骨汤，来缓解不适感。

失眠。大多数第一次尝试生酮饮食的人都会经历暂时性的睡眠障碍，在适应了生酮饮食之后，睡眠质量会比之前更好。尽管睡得不好，白天却没有感觉很困倦。这种睡眠问题大概持续两三周才会开始改善。记得补充含镁补剂帮助睡眠。

第二周，开始逐渐变好。

这一阶段，绝大多数人的头晕、乏力都在得到缓解，说明我们的身体已经开始接受没有糖的过程，开始努力通过脂肪代谢来让酮体作为身体的能量来源。

随着酮体的排出，口、尿液异味，这些酮代谢的症状也会开始出现，这都是正常的。随着生酮时间的增加，体内利用酮体的效率也会慢慢变强，所以第二周体重下降会变得很明显。

第三周，恢复元气的一周。

之前的头晕、乏力这些症状第三周基本上都会得到缓解，身体对酮的利用会渐渐地上升，精力会慢慢地恢复到巅峰时期。

因为前两周食用大量的脂肪，可能会有便秘的情况出现，需要着重补充膳食纤维。这个时期可以尽量多吃绿叶蔬菜，车前子壳粉也是非常推荐的天然排便产品。

停止生酮，会复胖吗？

最后再讲一点大家很关心的问题，那就是生酮饮食能长期进行吗？

这个问题至今医学界也没有明确的定论，因为生酮饮食普及只是近十年的事。科学家们仍需要时间和大量的研究来证明它的长期效果。

但就近年全世界数以百万人获益于低碳和生酮饮食这一事实来看，这种饮食方式又确有其存在的价值和优势。只要我们遵循以自己的身体感受为主的原则，不断学习，随时调整，也同样会体验到低碳和生酮饮食带给我们的全新感受。目前超重肥胖率50%，吃的是哪种饮食呢？这种饮食真的是健康的吗？我们都应该好好思考一下。

有人还问，如果开始生酮饮食，我就再也不能吃碳水和甜食了吗？

实际上，你不会永远和碳水化合物、糖说拜拜。生酮饮食虽然对糖与碳水化合物的限制比较严，但那只是在最初的几周内，你如果想很快见到减肥的效果，最好严格按照生酮饮食标准进行。而一旦达到了体重目标，你完全可以适当地恢复传统饮食习惯，只要不是过度暴碳。例如，每周有一两天正常饮食，其他时间低碳饮食。这种方法会使你的体重长期维持在理想状态，不会轻易反弹，或者使用碳水循环的方法维持体重也行。

如果停止生酮会复胖吗？低碳和生酮饮食不仅是一种新的饮食方式，更是一种全新的生活方式。很多人在实践了生酮饮食一段时间后，不但成功减肥，健康状况也得到了明显改善，他们从此爱上了这种饮食和生活方式，不愿再回到传统的饮食习惯中。

当然，在你达到了目标体重后，不想再继续生酮，没问题，你的身体你做主。

生酮饮食不是完美的饮食，和很多减肥饮食一样，生酮饮食也有它的副作用。因为大部分的减肥饮食都要迫使身体燃烧脂肪，所以减肥过程中会有酮体的产生，而身体太习惯用糖供能了，转化供能模式就容易引起不适，所以减肥才会那么痛苦，但是成功了，就完成了破茧成蝶。

生酮不适症

生酮不适症也有人称为酮流感。酮流感不是病，只是因为饮食转换，身体在重新适应的过程中产生了不适感。

原则上，如果你循序渐进地改变饮食，从逐渐去掉不应该吃的食物（零食、甜品、饮料）着手，再慢慢减少碳水化合物（米饭、面条）的摄入量，你可能完全不会出现这些症状。但也有少数人会出现轻微的症状。如果你直接从原来的饮食一口气跳到生酮饮食，那么这些症状可能就会比较明显。

1. 便秘与腹泻

在执行生酮饮食的过程中可能会出现便秘与腹泻。其实，只要身体没有不适，那么无论是每三天排便 1 次还是每周排便 1 次，都不能算便秘。这里使用"便秘"一词，只是为了便于大家理解。其实你可能不是便秘。

排便减少的大部分原因是食物中的碳水化合物减少了。碳水化合物的利用率不高，消化完后还有很多残渣，会占很多空间，人的排便次数自然就较多，便量也较多。在去除碳水化合物之后，你吃的东西几乎都是可以被身体完全消化吸收的，残渣自然很少。人体只有积攒的残渣多了才需要排出，这是自然现象，不是便秘。便秘是有东西却排不出来，若是没东西，要排什么呢？

一定要保证摄入足够的水分。每摄入 1 克碳水化合物，体内水含量会增加 3 ~ 4 克（这就是我们说摄取太多碳水化合物会导致水肿的原因）。生酮饮食限制碳水化合物的摄入量，不摄入碳水化合物或减少碳水化合物摄入量后，胰岛素水平下降，初期会有很多水分排出体外，人就会比较容易口渴。如果水分补充不足，粪便就会变得比较干，难以排出，所以执行生酮饮食法的人一定要注意水分的摄入。

此外，膳食纤维摄入不足也有可能导致便秘。如果的确是便秘，身体有不适，可增加饮水量，吃足够的蔬菜，购买一些膳食纤维粉来帮助缓解便秘。喝一些用奇亚籽泡的水以增加粪便体积也是不错的解决办法。

如果你腹泻，那通常是因为吃的东西太油腻，或是由于你的胆汁分泌量不足以乳化摄入的脂肪而导致的。后者那样的情况很少出现，除非你是已经切除胆囊的人或是没有循序渐进执行生酮饮食法的人。

2. 戒糖症候群

从一般饮食直接转为生酮饮食的人会出现糖戒断症状，有人会精神不济、无力、嗜睡、头痛，跟戒毒的反应一样。每个人的生酮适应期时长都不一样，从 3 天到 3 个月不等。

3. 疲倦、精神不济、无精打采

这通常是因为碳水化合物的摄入量减少了，可身体却还没有适应以脂肪为能源或是胰岛素水平还没有下降，依然阻碍脂肪的分解利用，你可以试着增加椰子油的摄入量，让身体有更多外源的酮体来供能以度过这个尴尬的时期。同时，椰子油还能帮助我们的身体较早地适应以脂肪为能源的饮食结构。或者，你也可以再退回低碳饮食，适应一阵子。

低碳饮食或生酮饮食引起的疲倦，有时候是由于胃酸过少导致我们难以消化蛋白质造成的，而不是碳水化合物的摄入量太少所致。你可以在饮食中增加醋，或者喝一些苹果醋来刺激胃酸分泌，试试看能不能解决这个问题。

胃酸不足还会导致蛋白质分解不完全，使人体内没有足够的氨基酸来进行糖异生。如果糖异生效率不高进而造成依赖葡萄糖的细胞缺乏能量，就必须稍微增加碳水化合物的摄入量，以顺利度过生酮适应期。这时建议食用一些根茎类蔬菜（土豆、山药、红薯、芋头等），以补充碳水化合物。有些人会有糖异生效率不佳的问题，那是因为进行糖异生的酶不够，必须给身体时间去适应及增产。

4. 吃饱了还是饿

这也是执行生酮饮食常见的一种情况，通常这是出于以下几种原因。

（1）**身体尚不适应使用脂肪**。这基本上是那些一下子从习惯的饮食改为生酮饮食的人才会遇到的情况。身体尚不适应使用脂肪或脂肪难以被分解，而你又将碳水化合物摄入量减少了。就好像你的现金花完了，又丢失了银行储蓄卡，账户里的钱取不出来一样。基本上，只要退回低碳饮食再适应一阵子，就能解决这个问题。

（2）**微量营养素不足**。你的身体缺乏某样营养素时，就会依照你曾经在什么食物中摄入过这个营养素的经验，让你突然想吃某些东西。例如，缺乏维生素 C 时，你可能就会想吃辣的。如果你缺乏某些营养素且吃饱了也没补充到那些营养素，体内依然缺乏它，这种尴尬的情况就会出现。如果不能确保饮食多样化，最好每两天补充一次微量营养素，特别是钙、钠、钾、镁等，要多吃内脏类食物、大骨汤、藻类食物。

（3）来自肠道菌群的呼唤。你体内的肠道菌群也需要吃东西。你常吃什么东西，就容易养出哪一类的细菌。有一天，你突然不吃这类细菌喜欢的东西了，它们没有食物了，自然就有办法跟你沟通——这时你会感到莫名的饥饿。那是肠道菌群在跟你"哭饿"。若是采用循序渐进的改变方式，就不会碰到这个问题。或者，你可以尝试在饮食中多加一些富含益生菌的食物。

（4）压力。人的大脑有趋吉避凶的功能，高碳水化合物、高脂肪、高钠的食物会让大脑有愉悦感，能够让人暂时逃离压力，而大脑也会记住这个机制。所以，有压力时，我们的大脑会想起有些东西可以减轻压力，就会提醒我们去吃这些东西。除了前面提到的高碳水化合物类食物外，酒也会让人的大脑有愉悦感。

5. 食欲降低

适应生酮饮食后，人会变得没有食欲。但事实上，这是因为你的身体已经转换成可以无限提取脂肪充当能源的状态，而你的体内又有很多会给身体造成负担的脂肪。此时，没有食欲的情况就会出现，就像家里的钱多到用不完，你就不想出去工作一样。

身体里储存有几万热量，你自然无需吃太多东西。即使你越吃越少也不会对身体造成伤害，只需注意微量营养素的摄入即可，就算两天吃一次饭也无妨。这个现象不会持续很久，一旦体脂率降低，食欲就会渐渐增大。因生酮饮食而出现的食欲降低跟厌食症没有关系。

6. 大姨妈出走

女性朋友可能会停经，这是因为能量转化不顺和能量使用来源不足，只要身体适应了，月经就会恢复正常。突然间大量运动或是体脂率太低，也会出现这种情况。因为生殖并非人体生存的必需机能，所以会暂停，但无碍健康，适应之后也会恢复正常的。不过，大部分女性朋友的情况是在执行生酮饮食法之后，月经变得正常了，痛经也减轻了，甚至完全没有不舒服的感觉。

7. 皮肤痒、长酮疹

有两种可能。

第一种可能是人体平常把毒素包裹在脂肪里以保护身体。

当脂肪开始被提取出来使用的时候，毒素也跟着释放出来，皮肤又是最大的排毒器官，所以最直接的反应就表现在皮肤上。人体会因为这些脂溶性毒素释放出来而受影响，一部分生酮不适症状也是因此而来的，像头痛、疲倦之类的。

第二种可能是食物过敏。一般是因为吃了以往没吃过的食物或是某种食物的分量突然加大，超过了身体的耐受度。例如，以前很少吃奶油，所以即使对乳制品过敏，也因为摄入的量少或摄取频率低而没有发现。但执行生酮饮食法之后，突然大量且频繁地食用乳制品，一旦超过耐受度，人就"中招"了。有些人突然开始食用椰子油，也会出现这种情况。

我们可以从以上两个方面去检查。

基本上，酮疹就是脂肪被分解使用时，里面包裹的脂溶性毒素释出所致。酮疹的出现代表你的脂肪正在被分解使用。无论如何这些毒素都是要排出的。

有些人补充碳水化合物之后情况就好转了，这样会让人以为自己不能执行生酮饮食法，一执行就会长酮疹，于是就放弃了。但情况好转其实是因为摄入碳水化合物会导致胰岛素水平升高，胰岛素水平高会阻碍脂肪分解，于是脂溶性毒素就停止释出了，而身体又会逐渐将已经释出的毒素代谢掉。其实这是中断脂肪分解、让毒素停止排出的结果，而不代表这个问题被彻底解决了。一旦脂肪再分解，毒素又会释出，最后就是再次长酮疹。

应对方式：

（1）不管它，排完就没有了。

（2）多做运动加速毒素的排出。

（3）稍微增加碳水化合物的摄入量，降低脂肪的分解量，减轻症状（但也会减慢毒素排出的速度）。

（4）每天洗澡两次可能会有所缓解。

8. 掉发

如果排除了压力、胃酸不足及药物干扰的因素，掉发通常只是身体适应能源转换时的过渡现象而已。循序渐进执行生酮饮食法的人不易遇到这种情况。出现掉发时不用过于担心，确保蛋白质的摄入量不要过低即可。绝大多数人是营养失衡的问题，吃的东西太过单一。确保蛋白质足够，并铆起劲来吃蔬菜以确保微量元素也足够，这个问题就解决了。

9. 力量减弱、耐力下降

出现无力的情况是因为身体习惯了靠碳水化合物供能，在体内有酮体生成并且身体适应以脂肪为主要能源之前，会有力量减弱、耐力下降、感到无力倦怠等症状出现。等到身体适应以脂肪为主要能源后（需 3 周至 3 个月），力量就会恢复，耐力也会提升。

10. 总胆固醇和低密度胆固醇升高，脂蛋白、尿酸升高，血糖降低

外源性脂肪摄入过多，油脂容易抢走分解尿酸的酶，同时尿酮体和血尿酸竞争从肾小管排出，会导致尿酸升高，这是初期的正常现象。

总胆固醇和低密度胆固醇与脂蛋白升高，也是正常现象。以现在的饮食环境来说，正常情况下，身体属于双"引擎"结构——碳水化合物是优先使用的，脂肪是备用的能源物质。所以，我们大多是将碳水化合物当作主要能源物质使用。当身体以血糖为主要能源时，运送血糖的葡萄糖运送分子和胰岛素自然就活跃。

现在，我们减少或是阻断了碳水化合物的摄入，身体被迫以脂肪为主要能源，总胆固醇自然就会增加。胆固醇是胆汁的原料，脂肪的摄入量增加，人体自然就需要更多的胆固醇来制造胆汁，以乳化脂肪供身体使用。而高密度脂蛋白与低密度脂蛋白都是运送脂肪的货车。若你的主要能源是脂肪，运送脂肪的货车就会增加，这也是很正常的事情。

LDL 一般被称为"坏胆固醇"，它的名称其实是低密度脂蛋白，有颗粒大小之分。大颗粒的是正常的，小颗粒的才

是不好的，这里告诉你一个判断的小技巧。如果 LDL 水平高，但是甘油三酯水平低，那你体内的脂蛋白就是大颗粒的低密度脂蛋白；如果两个数值都是高的，那么你体内的就是小颗粒的低密度脂蛋白，这种情况才需要注意。生酮饮食者低密度脂蛋白高通常伴随着甘油三酯低，所以不用担心，这是正常的。

血糖低是执行生酮饮食法后的正常现象，普通生酮饮食者的血糖一般约为每升 4 毫摩尔，这也是正常现象。有的人在断食时血糖降到约每升 2 毫摩尔也不会不舒服。若血糖低，血酮也低，血液中没能量，人就会出问题。生酮饮食者血糖低的同时，血酮值比平常人高出很多，所以生酮饮食者血液中的总能量是足够的，不会有无力、颤抖等低血糖的症状。

11. 晕碳

生酮饮食者大量摄入碳水化合物或是偶尔乱吃后会出现眩晕、容易犯困的情况，叫作晕碳。这是因为身体习惯利用脂肪之后，对碳水化合物非常敏感。人在大量摄入碳水化合物后，体内血糖会从身体习惯的低浓度突然升至高浓度，从而出现眩晕等情况。但这并不代表碳水化合物是有毒的，至少优质的碳水化合物不是，这只是因为我们的身体不适应而已。

12. 口中有异味

有少许人执行生酮饮食法一阵子后，口中会产生味道，有的人形容是铁锈味，有的人形容是果香或果酸味，有的人觉得是臭味，其实这是"呼吸酮"（也就是丙酮）的味道。正常情况下，不用太久就会消失。不过，如果你真的很不喜欢，稍微增加碳水化合物的摄入量就能解决问题。

13. 抽筋

如果排除运动的原因，单纯讨论引发抽筋的饮食方面的原因，那么对生酮饮食者而言，排第一的就是缺钠，第二是缺钙，第三是缺镁，第四是缺钾。可以按照顺序来补充这些微量营养素，看看抽筋的问题究竟是由哪一个原因引发的。比较懒的人可以直接喝大骨汤，就能一次补足钠、钙和镁。

14. 失眠

进入营养性酮症状态之后，有些人会变得非常不易入睡或是没睡多久就会醒来，这是因为人体以脂肪作为能源燃烧并生成酮体时，晚上血流量甚至可以提高60%，让人觉得精神异常好。基本上，过一阵子人就会适应了，但如果真的很困扰的话，也可以稍微增加碳水化合物的摄入量，以降低血酮浓度，这样就可以解决问题了。

15. 晕或头痛

这有可能是因血液中钠含量过低而出现的症候群，也有可能是身体脱水了。断食时，在人体内的葡萄糖分解的过程中，那些生成的水分会排出。如果没有适当地补充水分，人就可能脱水。在水分排出的过程中，钠也会被排出。若只补充水分，血钠浓度就会降低。所以，生酮饮食者与断食者都务必要同时注意水分与盐分的补充。

每个人每日所需水量都不一样，每个人饮食里的水分含量也不同，所有吃进去的食物中的水分都必须被计算进来。没喝水但喝了很多大骨汤或是吃了很多含水量高的蔬菜也等于喝水了。

所以，我建议通过观察尿液的颜色来判断自己的水分摄入量是否充足。建议随身携带一点玫瑰盐，感觉不适的时候可以含一点儿在舌下，以不需要用水吞服的分量为准。

16. 坐着或蹲下后站起来时会头晕

这个很像直立性低血压的症状，其实原因跟上面一样，是突然排出了较多的水分又没有及时补充所致。只要注意水分与盐分的补给就可以了。如果你本身是高血压患者，又在服用降压药，你最好跟医生讨论一下减少甚至停用降压药。因为这个饮食本身就能帮助降压。

17. 胃不舒服

如果喝一些矿泉水也无法使胃不舒服的症状消除，建议去医院就诊，你的胃黏膜可能之前已经受损了，所以才会出现胃酸分泌时胃不舒服甚至胃痛的症状。

18. 胃食管反流

不要在断食之后突然大量进食或是吃完马上躺下。如果以前有过胃食管反流的情况，在尝试断食之后一定要慢慢复食，吃一般的量就好，不要一下吃太多。如果还是会发生胃食管反流，就要去医院就诊，你的症状有可能是胃酸不足导致的。

饭水分离饮食法能有效缓解你的不适。饭水分离饮食法是指进食前两小时开始禁水，餐后两小时后再喝水，并且进食时不喝汤、不喝水、不吃流质食物。

轻断食：一种想不瘦都难的生活方式

断食的理念其实并不新鲜。中国老祖先早就知道辟谷对身体是有帮助的，《黄帝内经》里也曾提到饥饿疗法。宗教里面有更多关于断食的讲究：比如穆斯林每年的斋戒月就是一种断食；佛教也说饮食之苦，意思是说，如果食物成了身体的负担，让身体总是处于昏沉状态，就需要通过消减饮食，断去对食物的过度欲望。

如果你家中养过猫猫狗狗，一定深有体会，给猫猫换新环境，它们会停止进食一段时间，直到适应了新环境为止。而家中的狗狗生病时也会选择不吃不喝，从而抵抗体内的病毒。反而是处在食物链顶端的我们对食物充满了欲望。有些人甚至除了三餐外，早茶、下午茶、夜宵通通不放过，一天到晚嘴巴都没有停过。生病的时候，爸妈那一句"多吃点才有力气"，让明明没有食欲的你吃下很多的大鱼大肉、人参银耳汤。

你知道吗？我们的身体其实并不适应现在频繁的进食模式。人类在几百万年的进化过程中，属于捕到猎物就饱餐一顿，没有捕到的话就只能饿着，几乎一直是处于间歇性断食的状态。

打破误区，客观认识和理解间歇性轻断食

断食就是什么都不吃吗？

一提到断食，很多人本能都是排斥的。谁愿意跟自己过不去啊，饿着肚子找罪受，谁愿意眼巴巴望着那些网红美食，独自忍受饥肠辘辘的感觉？

很多人以为轻断食就是节食，其实概念完全不一样。节食就是尽可能少吃，并严格控制热量。比如有些人每天只喝一两杯代餐粉，只吃水果蔬菜，只喝酸奶等，这些都是为了最大限度地减少热量摄入，达到减轻体重的目的。但几乎所有采用节食减肥的朋友最后都失败了，一旦停止节食就又胖了回来。因为严格控制热量实在太难了，单单计算热量就能够把人搞崩溃，没有几个人能够坚持每天数着米粒吃饭。

此外，节食还会降低你的基础代谢。这是因为身体一直得不到足够的能量供应，于是就开启了自我保护模式，将基

础代谢率降到最低，以维持基本的生存需求。

而轻断食则是截然不同的，它不会过多考虑吃什么，而是将重点放在什么时候吃，所以轻断食并不用天天饿肚子，它的关键在于断食和进食交替进行。你可以在该吃的时间窗口内正常吃，不吃的时候自己选择不吃，而不是强迫自己保持低热量。身体的感受是不一样的，我们在非断食的时候是吃够了的，这样就能够保证新陈代谢在一个比较高的水平。（下面会讲到具体的相关内容。）

那为什么要进行轻断食呢？

身体是个大型垃圾场，消化食物的过程就是在分解和处理垃圾并将垃圾运出身体的过程。如果吃下去的食物过度加工或者种类繁多，分解就会变得非常困难。总有一部分食物会很难被分解，作为垃圾堆积在身体里面，这就是体内毒素。

而垃圾场里面堆积多年的未处理的垃圾，是不是又脏又臭，苍蝇满地？所以轻断食是给身体做减法，一段时间里面让身体做个大扫除，不增加新的垃圾反而是在给身体排出毒素。如果再配合一些有效的运动，还会增强身体的新陈代谢。

轻断食基本的作用原理是自噬，那么到底什么是自噬？

自噬，又称自体吞噬，1963 年由比利时化学家克里斯汀·德·迪夫最早发现并命名。日本科学家大隅良典因"对细胞自噬机制的发现"获得 2016 年度的诺贝尔生理学或医学

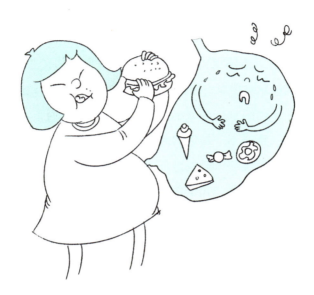

奖。自噬是身体清除受损细胞的方法，以便生出更健康的细胞。说白了就是细胞通过一系列生化过程，将自身损坏或衰老的蛋白质和细胞器消灭掉，以实现自体更新。

间歇性轻断食的原理是什么？

其实每顿饭后，身体的胰岛素都会上升而储存能量，多余的糖分就会变成脂肪。所以如果你按照一日三餐或者多餐来吃，比如有些人一天四五六七餐，两餐之间加餐，吃夜宵，每次进食都会刺激胰岛素的分泌。

而胰岛素作为一种促进脂肪合成的激素，还是一种饥饿激素，胰岛素升高，就会促进脂肪的合成，并抑制脂肪的分解，身体的脂肪不仅得不到消耗，反而会增加。久而久之，就会造成你越吃越多，但抗饿能力却越来越差。

饭后，你的身体会分泌一种叫食欲素的东西，它是在逐渐下降的，直到下一顿饭的时候食欲素才会上升。其实身体的食欲素在早晨起床时是最低的，也就是说，你一天中最长时间没有吃饭的那会儿是最没有食欲的。回想一下，是不是早上起来并没有那么想吃东西，但因为传统的观念告诉你早餐必须吃，所以便吃了早餐。这样的一个营养学误区，让你本身有机会用掉肚子上的脂肪落空了。

有些人在轻断食前三天时身体可能很难受，但饥饿感其实是在降低的，熬过三天以后，饥饿感就会消失。反倒是那些坚持不下来的朋友，基本上前三天就放弃了，所以他们根本体会不到食欲素降低的美好感觉。

还有一点就是生长激素，轻断食期间生长激素会随之升高，那生长激素又是什么呢？它其实意味着我们身体的肌肉生长快，脂肪代谢也快，较高的生长激素会让我们身体的新陈代谢变快，从而更好地燃烧脂肪。所以轻断食不失为一种让生长激素升高的抗衰老的好方案。

食物带来的幸福感不在于不停地吃吃吃，而是怎么吃

那轻断食到底能不能瘦身呢？当然。但瘦身最多只是轻断食带来的一个副产品。轻断食最棒的一点是给心灵减负，说白了就是由内而外感受到轻松，变得更开心了。想想看你到底为什么吃？是因为饿，还是因为馋？

大多数时候，我们是因为空虚而吃吧。

上午看到同事、朋友在吃零食，于是凑上去一起分享；到了下午大家都叫下午茶外卖，为了合群你也点了一杯奶茶；有时候，只是看到了一块蛋糕很诱人，就觉得应该把它吃掉；又或者因为薯片袋子已经打开了，不吃完就会放潮，所以索性吃完……

长此以往养成的习惯就是蛮横地占有食物，在这个过程中，你早已不再是为了充饥而吃。你不仅无法享受美食，也根本无法体会到身体的饥饿感或是对食物真正的渴望，你只是在机械的咀嚼吞咽中，不知不觉地把自己喂成了胖子。

而轻断食不仅可以让我们控制过度的、不合理的食欲，更能够帮助我们关注内心真实的感受，让我们重新享受美食。可以说，轻断食是一种让我们学会跟食物和平共处的生活方式。在我们进一步了解如何进行有效轻断食之前，我希望你能先在饮食观念上有所转变，试着认识身体和食物的关系、

进食和生活的关系。

第一，填满你的日子而非填满你的肚子。

通常来说，在两餐之间（上午也好，下午也好），人们总是忙着除了吃以外的事情，要么工作或学习，要么出游或休息。吃可以让我们活着甚至活得很好，但吃绝对不是我们活着的唯一意义。

你是否有过这样的体验，当你的生活丰富多彩时，好像胃里也就没有那么空虚了？反观那些无所事事的时光，总是忍不住吃一袋薯片、嗑嗑瓜子来填补内心的某个空缺。

第二，热爱食物，学会和食物和平共处。

你是否特别痛恨那些让你发胖的冰激凌、甜点、油炸食物？食物并没有什么黑魔法，它们并不危险，也没有在害你，你要用平常心去看待，和食物做朋友而不是做敌人。

不要以为轻断食后你此生就和巧克力蛋糕、炸鸡无缘了。轻断食之后，你仍然可以吃这些不健康的食物。但是轻断食会教你适可而止，凡事有度，学会了在吃与不吃之间活得潇洒自在，游刃有余。

第三，分清你的食欲是因为馋还是饿。

或许你总觉得节食或者断食是对自己的亏待，但暴饮暴食也绝对不是在爱护自己。你大吃特吃的时候是真的饿吗？你吃那块蛋糕真的是因为它好吃到无法抗拒吗？

多数时候只是馋，只是贪，只是在填满你内心的空虚吧。

你有多久没有体会饿的感觉了？学会让自己饿一会儿，这样你才能分清楚吃进嘴里的食物到底是填满了你的胃，还是满足了你的口欲？

第四，学会节制，变得不再贪婪。

轻断食后，你会明显发现你不会再疯狂大吃，也不会感觉到体重反弹，因为轻断食是自然而然帮你认识食物和身体关系的过程，让你重新获得对健康食物的欲望。当你懂得辨别食物的本味，你就不再会对那些垃圾食物上瘾了。因为你会发现，他们并没有那么好吃，而真正好吃、常青的食物都是一些天然健康的食物。

第五，真正地享受食物的乐趣，拥抱健康的生活方式。

轻断食能帮你获得的是自然状态，让你真正地享受食物的乐趣。每次轻断食都只是暂时告别食物，轻断食结束后你依然可以回到喜爱的食物中。这会让你更加珍惜享受美食的机会。

轻断食不仅能让你感觉到体重减轻，还能提高内在的觉醒力。你会和自己做一个深入的沟通交流，让自己能够感受

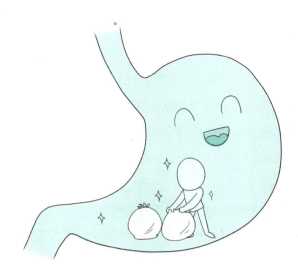

到身体的进化，从而变得更加有活力，同时治愈你的心灵，让你真正感觉到灵魂上的自由平和和喜乐。

村上春树说过，肉体是每个人的神殿，不管里面供奉的是什么，都应该好好保护它的坚韧、美丽和清洁。而轻断食就是在帮助我们实现这样一种状态。

五种间歇性轻断食法，总有一款适合你

间歇性轻断食是当下非常流行的饮食模式，而且非常好实施。

那什么是间歇性轻断食呢？它的英文名是 Intermittent Fasting，指的是周期性地在一定时间内保持零热量或者低热量的摄入。它跟传统的辟谷和饥饿减肥法大不相同。它主要是限制进食的时间，而不是刻意控制热量的摄入量。随着断食时间的延长，你的身体会进入营养性酮症状态，并启动细胞自噬，这些对身体的整体健康都有好处，包括减肥、减少炎症、预防慢性疾病、改善大脑功能，甚至延缓衰老等。

那么，间歇性轻断食到底是如何展开的呢？什么时候我们可以进食？什么时候开始断食？接下来，我就为大家介绍几种常见的间歇性轻断食的方法，大家可以选择适合自己的、容易坚持的方式来尝试看看。

第一种，5+2 断食法。

这种方法是一周之中选 5 天正常吃，另外不连续的 2 天轻断食，比如你可以选择周一、周四，或者周二、周五都可以，其余的 5 天正常进食。连续 2 天的断食也是可以的，但间隔断食会更容易坚持。轻断食的 2 天的热量摄入标准男士不超过 800 千卡，女生不超过 500 千卡。

这种方法虽然比较灵活，可以任意选择轻断食的时间，但缺点也比较明显，因为有 5 天是随意吃，并不能很好地控制血糖水平，所以减肥效果不明显。

第二种，隔日断食法。

顾名思义，隔日断食法就是一天正常吃，一天断食，循环着来。这种方法的缺点是较难坚持。如果正常吃饭的时候不太注意食物的种类，尤其是摄入了高碳水饮食，血糖没有得到很好地控制，在断食日因为要坚持 24 小时不能吃任何东西，会比较难熬。所以最好在断食日吃低碳水或者生酮餐，既能够增加饱腹感，也可以使血糖和胰岛素的水平不会大幅度波动，这样断食才会更容易坚持。

这种方法不推荐新手做，有些朋友想要追求更好的细胞自噬效果，或者是需要改善严重的胰岛素抵抗，可以一个月选一两周来尝试，每周断食不超过 3 天。另外，注意断食日相关的维生素、矿物质还有水一定要补充好。建议最好在有经验的医生或营养师等人的指导下进行，请勿盲目自行操作。

第三种，16+8 轻断食法。

在一天当中任意 8 小时期间吃东西，另外的 16 小时断食，这是轻断食中最容易坚持的方式。你可以在 8 小时以内吃 2 ~ 3 餐，但最好还是以低碳饮食为主，目的就是让肚子在剩下的 16 小时过得更轻松。如果你吃高碳水，就会容易饥饿，不容易坚持。因为高碳水会致使血糖波动太大，你的饥饿感就会被血糖左右。

从断食 16 小时开始，身体就开始真正地燃脂。如果你能改变一些不良的饮食习惯，不再吃那些高热量、高碳水、低营养的垃圾食品，16+8 的断食方法是很容易每天坚持的。

第四种，18+6 或者是 20+4 的断食法。

这种其实是上一种方法的延伸，就是一天之中的进食窗口缩小到 6 小时或者是 4 小时，这种方式减肥的效果比 16+8 的断食方法更好一些。

除此之外，断食 18 ~ 20 小时之后，细胞自噬开始达到顶峰，也就是在这个时间里你的身体会进行自我修复。如果你想减轻炎症、改善大脑和心脏健康，或者想保持年轻、延缓衰老，最好适当延长断食时间。至于好不好坚持，完全看你自己的身体情况和饮食情况。

第五种，一日一餐法。

你可以把这一顿饭放在一天当中的任何时间，但大多数人是在晚饭的时候吃这一顿的。这是 20+4 断食法的升级版，减肥和改善健康的效果会更好。不过对于刚开始接触轻断食的新手来说，这种方法是很难执行的，也更不容易坚持，最好在适应了轻断食一段时间之后，再尝试一日一餐这种轻断食法。

以上就是几种流行的轻断食方法的对比。最后我想再提几点建议。

如果你从未尝试过轻断食，一定要慢慢来、循序渐进地让身体适应。从减零食开始，慢慢改变饮食结构——饮食中添加蛋白质和健康脂肪，多吃富含纤维的蔬菜和适当的低糖水果，少吃高糖、高碳水食物，不要害怕健康的脂肪和优质蛋白。尽量延长两餐之间的间隔，除非肚子真的饿了，否则就不要吃任何东西，慢慢过渡到一天吃两餐。

适应之后，再尝试继续延长断食的时间，保证营养均衡和全面，多吃营养密集的食物，倾听自己身体的感受。如果实在饿了，也不要强求，该吃的时候就吃。总的来说，16+8的断食方法是每天最容易坚持的。等你的身体适应轻断食之后，你可以把几种方法结合起来，灵活运用，效果可能会更好。

16+8 轻断食，大部分人都能坚持的轻断食法

间歇性断食是一种在进食和断食之间循环的饮食模式，也是我一直以来强烈建议的瘦身方式。效果非常明显，尤其是瘦肚子的速度很快。

间歇性断食法的神奇之处在于，即使每天选择的食物种类和摄入的食物量不变，只要坚持一段时间你仍然可以感觉到体重的降低。既可以和以前吃一样分量的食物，还能掉体

重，是不是听起来非常有诱惑力呢？

在间歇性轻断食中，最常使用的 16+8 轻断食，相对那些长时间的断食，这种 8 小时的饮食法是一种非常容易坚持的减脂饮食法，你可以长期采用它。追求效果好的话，你甚至可以把 16+8 升级成 18+6 或者 20+4 轻断食来安排一天中 24 小时的饮食节奏，实施间歇性进食和断食的交替循环即可。

在这一小节里，我们具体来聊聊 16+8 间歇性轻断食的执行要点。

16+8 断食法，是指一天中有 16 小时处于空腹状态，并且将各餐的进食时间压缩在 8 小时之内完成。在进食的 8 小时内，大家可以正常饮食，不用特意节食；但在空腹的 16 小时内，则完全不可以进食或喝含有糖分的饮品，只可以喝白开水、柠檬水、淡茶水、黑咖啡。特别要注意的是，喝牛奶或者加奶的咖啡都会打断断食。

很多人一开始听到 16+8 断食法，都会觉得要空腹 16 小时一定会十分辛苦。不过不少曾经执行或成功以间歇性断食法减肥的人都说，16+8 断食法比其他方法更加容易执行。这种方法不仅不用挨饿，甚至可以在进食窗口吃些喜欢的零食，所以毫无悬念地成了特别轻松入门的减脂方法。

此外，16+8 断食法执行起来十分容易，只需要跳过早餐或者稍微提早吃晚餐，就可以达成 8 小时进食的要求。各位可以根据自己的生活及饮食习惯，调整空腹及进食的时间。例如，上班族可以跳过早餐，在中午 12 点吃早午餐，然后在晚上 8 点前完成晚餐；早睡早起的人士可以上午 9 点开始吃早餐，下午 5 点完成晚餐。

事实上，每天的进食时间是不需要严格固定的，有时可以早上 8 点到下午 4 点，有时也可以上午 11 点到晚上 7 点。但是晚上 8 点之后，一定一定要完全停止进食，牛奶、酸奶、蜂蜜水这些也通通不允许喝。一定要记得，千万不要熬夜，往往偷吃都是在熬夜的时候产生的。

有人会问，如果作为上班族，选择了把一天可以吃饭的时间放在从中午的 12 点到晚上的 8 点，这不就是不吃早餐吗？不是说早餐很重要吗？不吃早餐会饿到不行吗？间歇性轻断食的科学性大家大可不必担心。

我们的身体里面有一种叫食欲素的激素，就是它促使我们想吃东西。科学研究发现，人体的食欲素最低值是在早晨起床时，也就是说，早晨起床后，你几乎是没有想进食的欲望的。假使你早晨 7 点起床，咱们先忘记吃早餐这件事情，你可以先喝一些几乎不含热量值的黑咖啡或者柠檬水，早晨正常的运动、工作、学习都不会受到影响。

这段时间里，你的身体其实不会感觉到饥饿，因为你的食欲在这段时间里面是持续降低而非升高的。而你的惯性饥饿感，只是因为长期养成了吃早餐的习惯，胰岛素在吃早饭之前就已经开始分泌，为消耗而做准备了，饥饿感就此产生。但当胰岛素习惯了你不会在这个时间段吃早饭，它就不会再提前准备了，饥饿感几乎会在一周内完全消失。在中午 12 点，咱们开始吃早午餐，身体会变得越来越舒适。

16+8 轻断食法的妙处，只有你亲身体验过才能切实感受到。

原本你吃饭的时间可能是 16 小时，甚至只有睡觉那几小时才真正没有进食，用于消化的时间是 8 小时或者更少。这让你每天的消化都不够彻底，长此以往身体越发沉重。现在我们是反过来，用 8 小时吃饭，16 小时去消化。这样一来，身体有足够的时间消化你吃进去的食物，胃肠也能得到充分的休息，身体则会变得越发轻松。

而那些纠结到底吃不吃早餐的人呢，我的主张是，如果你是个严重早餐依赖症的人，咱们就可以把时间提前，把晚餐省略。如果你觉得早餐确实是可有可无，平时也就是大饼、油条、包子、馒头凑合一下，对于需要减肥的你，那完全就可以尝试无早餐的生活。相信我，未必不是一种惊喜的收获。

对健身人士来说，也可以实施 16+8 轻断食，但是 8 小时的间歇性轻断食方案和你的运动时间是密切相关的，通常你可以用两种方案。一种是把你的训练放在 8 小时进食时间段里面完成；另一种是空腹训练完 30 分钟以后开始你的 8 小时进食。

理论上说每天进行 8 小时饮食的间歇性轻断食法是有利于帮你降低体脂，并且稳定运动表现的。如果你是一个规律运动的人，长期的断食可能会影响你的运动表现，但是间歇性轻断食就是一种非常适合兼顾运动和饮食的方案。

还有很多国内外的研究表明，轻断食是不会让你掉肌肉的。因为断食期间刺激了身体的生长激素的分泌，当你身体的热量在匮乏的情况下，生长激素会卖力工作以保证你的肌肉不会流失。所以在一定情况下，间歇性轻断食可以维持你的肌肉量，也就是说，断食后你的身体体重会下降，减去的很多都是脂肪而非肌肉。

还有一点我必须强调，在进食的时间窗口里面，千万不要吃太少。因为这会影响你全天的精力和运动表现，同时会让你肌肉流失，不利于长期坚持。

我多次强调，轻断食绝不是节食，更不是让你饿着。哪怕是因为工作忙省略了早饭，或者晚上不吃晚饭，这其实也是间歇性轻断食的一种。但是千万不要饥一顿饱一顿，不要今天忘了吃中饭，明天忽略了早饭，后天又不吃晚饭，这个就不是间歇性轻断食了，长此以往这样，还会闹出胃病来。

所以啊，真正的间歇性轻断食，只是将饮食变得有节奏，并不是让你挨饿。因此，长期进行间歇性轻断食是完全没有问题的，而且很多国内外的文献都有科学的说明。

偶尔性的饥饿对身体真的没有什么害处。饥饿感可能是来势汹汹的，但比你想的有弹性，适当地分散注意力，你就可以轻松地克服它。试过几周的间歇性轻断食后，你就会发现身体的饥饿感明显减弱了。多喝水，当然也可以喝黑咖啡，因为咖啡也能帮你降低食欲。

而且，间歇性轻断食不会降低身体的基础代谢率，所以大家大可不必担心反弹的问题。

间歇性轻断食，低碳饮食执行要点

我提倡的间歇性轻断食除了要控制进食窗口以外，还有一条原则，就是低碳水。其实我们常说的戒糖，本质意义上就是低碳饮食。

人体六大营养素（碳水化合物、脂肪、蛋白质、水、无机盐、维生素）之首的碳水化合物，也称为糖类，它包括葡萄糖、果糖、麦芽糖、乳糖、淀粉等形式。我们可以轻松地避开一些明显的糖，但不可能彻彻底底地戒掉碳水化合物，比如精制的白米、白面，加工食物中滥用的果葡糖浆、小麦淀粉、菜肴中勾芡的淀粉、红烧汁中的糖等，这些隐形糖才是让我们身材走样和加速皮肤衰老的元凶。

　　我们一定要明确一点，长胖的元凶并不一定是肉和油，也不一定是热量。长胖是因为摄入了糖类和高 GI 的食物。比如米饭、面条、面包这类单一碳水化合物，再加上一些富含乳糖的奶制品，等等。

　　那有人一定会问我，我能不能喝牛奶呢？

　　如果你特别爱喝奶，可能牛奶也是一个坑，暂时停掉看看会有什么变化。乳制品发胖的原因是，乳糖也是糖的一种，再加上亚洲人的基因，导致我们的肠道缺乏分解乳糖的乳糖酶，乳糖不耐受的比例非常高。

　　而无糖奶酪、无糖酸奶，其实在发酵过程中已经消耗掉了乳糖。所以，这些乳制品不仅能帮助肠道蠕动、产生益生菌、形成好的肠道环境，还能促使我们每日正常排便。只要不额外添加糖，在进食期饮用发酵乳制品是完全没有问题的，比如无糖的酸奶、奶酪、干酪等。大家也不必担心蛋白质的摄入。

　　最后，如果对于戒糖这一部分还是不太清楚的话，不妨返回本书第三章的内容再了解一下。

第五章

减糖、生酮、轻断食的"组合拳"

只要吃得对，瘦身轻松无负担

我的粉丝朋友基本上应该都了解，我比较提倡的瘦身法无外乎是：戒糖、低碳、生酮以及间歇性轻断食。我们的训练营基本上就是在这几个科学理念下的混合训练。

从饮食入手来减肥其实是最具有实操性的，而且做起来也远比想象中简单。基于低碳、生酮、轻断食，我为大家总结了五个准则，准则之上，都是大家的自由，喜欢怎么吃就怎么吃。

准则一：减少多余糖的摄入

身体摄入过多的糖会影响胰岛素的分泌功能，致使机体可能无法正常分泌足量的胰岛素来降低快速升高的血糖，随着时间的推移，胰岛素抵抗会进一步恶化，形成一个恶性循环。

第一，避开那些明显的糖，提防那些隐藏的糖。

几乎所有的精制或加工食品中都含有糖，甜品很容易被识别出来，包括蛋糕、布丁、饼干、果酱、馅饼、慕斯、冰激凌、糖果等，减重时一定要把它们都减掉。

另外一些食品从名字上很难辨别是否属于糖，那就看看它们的配料表，只要出现了糖及其别称的食物都尽量避开，包括蔗糖、葡萄糖、果糖、麦芽糖、葡萄糖、糖蜜、蜂蜜、葡萄糖、高果糖、玉米糖浆、红糖、玉米甜味剂等。

然而，你还可能在完全不知情的情况下摄入大量的糖，比如厨师会在烹饪的时候加入糖提味。所以，对于隐藏的糖我们更应谨慎。

第二，不要吃零食，健康零食的说法是最具欺骗性的谎言之一。

很多精加工零食都是高升糖指数的食物，而吃高升糖指数的食物则会引起血糖、胰岛素的大幅度波动，让人"变得好吃懒做"。同时，更多的能量会被转运至脂肪细胞储存起来，加剧肥胖。

当高升糖食物进入胃肠道后，消化快、吸收率高，葡萄糖释放入血液快。因此，其引起的血糖和胰岛素不仅峰值更高，过后血糖和胰岛素的谷值也更低。

也就是说，你的血糖和胰岛素一起坐了一次"疯狂的过山车"。第一阶段，当你刚吃完零食时，由于血糖过高而无法消耗掉，就转化合成更多的脂肪引起肥胖。而紧跟而来的是血糖过低，这就是过山车的第二阶段。这一阶段，我们会出现一系列的低血糖症状，包括心慌、手抖、疲乏、饥饿感明显、注意力降低、易怒、紧张、沮丧、出汗、头疼等问题，同时渴望甜食，也就是"好吃"。

血糖上升过快、过高会对胰腺的 β 细胞造成挑战和不良的强刺激，一方面 β 细胞需要分泌过多的胰岛素来降低血糖，但分泌过度的话，容易引起胰腺功能的衰竭；另一方面会减弱机体细胞对胰岛素的敏感度，降低它们对胰岛素的反应，产生胰岛素抵抗。于是血糖利用出现障碍，血糖燃烧转化为能量的效率下降，人会变得没有力气，这就是"懒做"。

第三，不要一直吃个不停。

20 世纪 60 年代，大多数人每天只吃 3 顿，我们现在除了一日三餐，还有下午茶、加餐、夜宵。然而，如果你一直吃东西，就会持续刺激胰岛素的分泌，最终导致胰岛素抵抗。

第四，不要喝饮料。

这里说的饮料包括：汽水、奶茶、果汁、维生素水、奶昔、巧克力牛奶、调味牛奶、热巧克力、摩卡咖啡等。

那你可能会问，我还能喝什么呢？最好的饮品就是普通的水和只有碳酸氢钠的苏打水，加几片柠檬，味道就不错。此外，黑咖啡、红茶、绿茶等茶类饮品也行。

准则二：减少精制谷物的摄入

精制谷物如白面粉刺激胰岛素分泌的能力几乎高于其他所有食物。如果减少精制谷物的摄入量，可大大降低我们减肥的难度。

全麦和全谷物食品相对于白米、面粉来说是一大改进，其维生素和膳食纤维的含量更高。麸皮纤维可有效防止胰岛素水平大幅度升高。然而现代工艺生产的面粉颗粒超细，即使全麦面粉也很容易被肠道吸收，刺激胰岛素分泌。

避免吃加工过的烘焙食品，如蛋糕和面包，它们中的绝大多数是用面粉和其他淀粉类食物制成的。意大利面和所有种类的面条也是精制碳水化合物的主要来源，要最大限度地减少这些食物的摄入。现在市场上售卖的全麦意大利面是个不错的选择，尽管它也远非理想的选择。

我们应该摄入未经加工的完整碳水化合物。茄子、甘蓝、菠菜、胡萝卜、西蓝花、豌豆、西红柿、芦笋、西葫芦、花椰菜、牛油果、生菜、黄瓜、卷心菜等都含有碳水化合物，这些就是好的碳水。

奇亚籽富含膳食纤维、多种维生素、矿物质及 ω-3 脂肪酸、蛋白质和抗氧化剂，也是很好的选择。"奇亚籽"一词源于古老的玛雅文字，意思是力量。通常浸泡在液体中，奇亚籽吸水膨胀后体积会增大 10 倍，能增加饱腹感。

最后，豆类不仅是非常好的蛋白质来源，也是富含膳食纤维的碳水化合物。

准则三：适度增加蛋白质的摄入

每天每千克体重至少要补充 1 克蛋白质，如果能补到 1.5 克就更好了。

也就是说，如果你的体重是 60 千克，那么每天摄入的蛋白质要能达到 90 克更好。因为蛋白质会让我们的身体产生饱腹激素，减少饥饿感，所以一旦身体有足够的蛋白质就可以减少食物的摄取，让你能有吃饱的感觉。

另外，高蛋白饮食可以帮助身体进行新陈代谢，也能保持肌肉量。

准则四：适当增加天然脂肪的摄入

在三大营养物质中，膳食脂肪对胰岛素的刺激作用最小，也就是说，就算你大量摄入脂肪，也不会对胰岛素水平产生较大影响。摄入脂肪时尽可能选择天然未经加工的脂肪，包括橄榄油、椰子油、亚麻籽油等。

地中海饮食是研究非常充分的健康饮食方式，当地人以富含油酸——一种单不饱和脂肪酸的橄榄油作为食用油。橄榄油富含多种抗氧化剂，能够帮助抵御自由基的攻击，从而降低患上心脏病和其他慢性疾病的风险。

研究还发现，橄榄油可以减少炎症、降低胆固醇水平、预防血栓形成、降低血压等，因此可降低患心血管疾病的风险，尤其是冠心病和中风。这里要提醒大家，橄榄油在高温和光照下易发生氧化反应，因此橄榄油必须存放在低温阴凉的地方。深绿色玻璃瓶可减少阳光照射，有助于橄榄油的长期保存。

除了橄榄油，坚果也是地中海饮食的主要食物。

长期以来，坚果一直因为其脂肪含量高而被诟病，但现在人们已经认识到它的多种健康功效。坚果富含健康脂肪和膳食纤维，而碳水化合物的含量低。对于胰岛素抵抗又容易有饭前低血糖反应的患者，可在两餐之间加一小袋天然的坚果，比如开心果、核桃、碧根果、松子、扁桃仁都行，每天一小把。用自己的手掌量，平平的一把刚好，别吃太多。

近年来研究发现，在众多的减肥方法中，牛油果都是非常健康的食物。

牛油果富含维生素和矿物质，尤其是钾的含量特别高。牛油果的特别之处在于碳水化合物的含量特别低，而油酸这种单不饱和脂肪酸的含量特别高，这是一种极好的天然脂肪。此外，它还含有丰富的可溶性和不可溶性膳食纤维。

注意，坚决不要吃人造的反式脂肪酸，碰都不能碰。因为反式脂肪酸有以下三个不能容忍的恶性结果。

（1）黏附在血管上，导致心脑血管疾病发生的概率增加50%。

（2）黏附在内脏上，增加内脏肥胖。

（3）无论怎么运动和少吃，依然堆积在体内，很不容易代谢出去。

所以在 2018 年，世界卫生组织就正式提出，要求全球的食品行业在未来 5 年消灭反式脂肪酸的添加。但这些反式脂肪酸还是经常出现在加工食品中，比如蛋糕、面包、饼干、冰激凌、油炸食物里。

准则五：增加相关保护因子的摄入

膳食纤维可减少碳水化合物对胰岛素的刺激，因此它是肥胖者的主要保护因子之一。天然的食物往往含有大量的膳食纤维，但膳食纤维在加工过程中容易被破坏掉。魔芋的根部富含膳食纤维，是目前已知最黏稠的膳食纤维之一。大量研究证实，膳食纤维具有降低体重的效果。然而，我们现在每日膳食纤维摄入量远低于推荐标准。

醋也是一种保护因子。许多传统食物中都添加了醋，可避免胰岛素水平迅速升高，所以我们吃火锅的时候蘸料一定要加醋，可以减轻其他食物的升糖速度。另外，在减重时喝苹果醋也能避免胰岛素升得过高。

总结一下减肥吃什么的原则：

一是减少多余糖的摄入，仔细看食物配料表，不吃零食、不吃甜品、不喝含糖的饮料、不吃夜宵。

二是减少精制谷物的摄入，如白面粉、面包、饼干、白米饭等。

三是适度摄入蛋白质，选择的原则是水里游的优于天上飞的，天上飞的优于地上跑的，地上跑的优于圈养的。

四是增加天然脂肪的摄入，包括橄榄油、椰子油、亚麻籽油等，减少深加工的植物油的摄入。

五是增加保护因子摄入，包括膳食纤维和醋。这些吃的原则要贯穿整个减肥过程。

提倡进食 （低碳水化合物食物）	不提倡进食 （高碳水化合物食物）
新鲜肉类：红肉类（猪、牛、羊肉等）、白肉类（鸡、鸭、鹅肉等）	高糖食物：糖果、糕点、饼干、冰激凌
新鲜水产类：鱼、虾、蟹、贝类等	淀粉类食物：米、面、粉、五谷杂粮及其制品
新鲜蛋类：鸡蛋、鸭蛋、鹌鹑蛋等	加工肉制品：香肠、肉松、肉干、肉罐头等含糖酱料，如蚝油、甜面酱、番茄酱、草莓酱等
新鲜蔬菜：西蓝花、绿叶蔬菜、冬瓜、白萝卜等	根茎类蔬菜：马铃薯（土豆）、红薯、木薯、山药、芋头、莲藕、荸荠（马蹄）等；其他如胡萝卜、洋葱等。各种蔬菜风干制品，如即食蔬菜干／脆片等
天然用油：橄榄油、山茶油、椰子油、亚麻籽油、猪油	氢化植物油：植脂末、奶精、代可可脂、人造奶油等含反式脂肪酸，常用于沙拉酱、人造黄油和加工食物中
部分豆类：无糖无渣的豆浆、嫩／水豆腐	干豆类：绿豆、红豆、扁豆、毛豆、黄豆等；腐竹、枝竹、豆皮等
奶类：全纯牛奶（每天低于200毫升）、无糖酸牛奶	乳品：风味调制乳制品、豆奶、含糖酸奶等
菌藻类（浸发）：蘑菇、海带等	加工制品：如即食香菇干／脆片等

提倡进食 （低碳水化合物食物）	不提倡进食 （高碳水化合物食物）
部分坚果（原味）：夏威夷果、巴西坚果、核桃	部分坚果：花生、瓜子、板栗、腰果等
水果：尽量不吃，可用番茄（西红柿）、黄瓜代替	加工果类：蜜饯、果干、果脯、果酱等
饮水：白开水、淡茶水、无糖咖啡、肉汤，每天饮水量超过2L	含糖及酒精性饮料：碳酸饮料、果汁、奶茶、白酒、啤酒等

注：注意烹饪时不放糖、不勾芡、不裹粉；建议常在家中就餐；购买包装食品时，要学会看"配料表"，要求不含白砂糖、蜂蜜和人工甜味剂（阿斯巴甜、甜蜜素、安赛蜜等）；购买包装食品时，还要学会看"食品标签"。要求碳水化合物每100g含量≤5g。

低碳水化合物肉类推荐	
猪肉类	肥猪肉、五花肉、猪后臀尖、猪后肘、猪肋条肉、猪大肠、猪耳、猪蹄、猪蹄筋、猪里脊、猪小排、猪肚、猪血、猪大排、猪舌、猪前肘、猪肝等
牛肉类	牛肚、牛蹄筋、牛后腿、牛舌、牛里脊、牛前腿、牛前腱等
羊肉类	羊蹄筋、羊大肠、羊后腿、羊里脊、羊前腿、羊肚、羊心等
其他	驴肉、马肉等
鸡肉类	鸡腿、鸡翅、扒鸡、火鸡、乌鸡、鸡胸肉、鸡爪、鸡血等

续表

低碳水化合物肉类推荐	
鸭肉类	鸭肉、鸭血、鸭肝等
其他	鹅肉、兔肉、鸽、鹌鹑等
水产类	草鱼、鲢鱼、黄鱼、鲑鱼、鲳鱼、鲤鱼、鳕鱼、河虾、蛏子、花蛤蜊、带鱼、河蚌、杂色蛤蜊、罗非鱼、青鱼、乌鳢、银鱼、鲇鱼、鳜鱼、白姑鱼、黄姑鱼、金钱鱼、鲈鱼、塘水虾、虾米、赤贝、生蚝、海参、金木鱼、乌贼、海鳗、龙虾、堤鱼、章鱼、对虾、泥鳅、鲅鱼、河鳗、河蟹、扇贝、墨鱼、海鲫鱼、海蜇皮、蚬贝（鲜）等

低碳水化合物蔬菜类推荐	
嫩茎、叶、花菜类	鲜豆、茄果、瓜菜类
白花菜、油菜、萝卜缨、水芹菜、芥菜、生菜、牛皮菜、油麦菜、芥蓝、小白菜、红菜、野荠菜、大白菜、绿豆芽、油菜、菊苣、空心菜、艾蒿、蒜黄、韭黄、芹菜、茼蒿、马齿苋、甜菜叶、乌菜、茴香、西蓝花、木耳菜、黄豆芽、菠菜、枸杞菜、豌豆苗、韭菜、卷心菜、罗勒、马兰头、竹笋等	西葫芦、金丝瓜、白瓜、冬瓜、黄瓜、方瓜、笋瓜、节瓜、番茄、长瓜，子姜（嫩姜）、佛手瓜、油豆角、菜瓜、蛇瓜、丝瓜、荷兰豆、茄子、苦瓜、四季豆等

如何进入营养性生酮状态

什么是营养性生酮

　　我们在第四章了解过生酮状态，但什么是营养性生酮状态呢？酮体有没有最佳浓度？处于什么样的状态是最好的？每个人都一样吗？要怎样来调整酮体的浓度？

　　酮体的浓度确实是有最佳值的，我个人认为，最佳值就是处于营养性生酮状态时。基本上只要酮体浓度能够达到每升 0.5 毫摩尔以上，人就能够感受到营养性生酮状态的一些好处，最佳值是在每升 1 ~ 3 毫摩尔。

　　但血管里的能量不是越多越好，不管是血酮还是血糖都一样的，一旦数值太高，对身体都是不利的。当然，营养性生酮状态也没有那么容易达到，否则生酮饮食就不用将碳水

营养性生酮状态

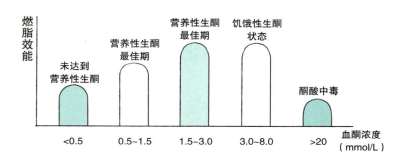

化合物和蛋白质的摄入量限制那么严格了。

　　生酮饮食的目的不是去追求高的血酮值，因为高血酮值并不会让你的身体变得更好、更舒服，或者让你瘦得更快。因为只要血管里面能量过多、营养过多，而你的胰腺功能又正常，这些过多的能量还是会在胰岛素的作用下合成脂肪储存起来，就跟你领了一堆钱而没有去用，最后还是会重回银行是一样的。

　　有时候遇到生酮饮食的朋友，他们会说体重掉得不好，有卡重的情况。这种情况可能根本没有进入营养性的生酮状态，建议进行生酮饮食的朋友还是要定期监测一下自己的血酮体，不然很可能根本没有入酮，也没有体会到生酮饮食的好处。

　　提醒一下，肌肉量和肌肉质量与生酮饮食进程的关联性相当大。执行生酮饮食法是减少碳水化合物的摄入量，让身体慢慢将储存在体内的葡萄糖消耗掉。运动可以加速葡萄糖的消耗，而葡萄糖越快用完，身体就越快被迫使用脂肪当能源。

另外，有运动习惯的人更容易进入营养性酮症状态，其胰岛素敏感度也更容易恢复。胰岛素敏感度越高，一个单位的胰岛素能降低的血糖就越多，这样身体就不用分泌太多胰岛素，而胰岛素不高对燃脂有利。所以，运动真的很重要，即使只是为了减肥。

或许有的人会对生酮产生恐惧，认为酮体很可怕，脑中不断萦绕着"酮症酸中毒"这样可怕的字眼。事实上，无论你采用低碳饮食、生酮饮食、低脂饮食、节食还是运动来减肥，其目的都是让身体燃烧脂肪，而只要身体在燃烧脂肪，你的血液或尿液中都会检测到酮体存在。因为酮体就是脂肪燃烧的产物，减肥就意味着产生酮体，只是不同减肥方法下的酮体水平有所差异。

如果你有顾虑的话，也请不要轻易开始，因为你可能会经历一些生酮不适。生酮饮食前三个月你的指标会比较乱，这也是生酮饮食正常的代谢变化。就像有些药物治疗也会有相关的副作用，减重手术也会切胃，以及后期可能存在一些消化吸收障碍和营养吸收的问题。

所以，如果你担心的话，就不要开始了，减重的方法有很多，选择你认可的就好。

进入营养性生酮的准备工作

想要进行生酮饮食的朋友需提前准备的东西及器材：

体脂秤。体脂秤可清楚了解自己的体重、体重指数、体脂、骨骼肌率、内脏脂肪率等指标。推荐买好一点的体脂秤更精准。每次晨起空腹，二便排空后测体重，这样可以比较准确。

体重不宜测得太频繁，最好 1 周测一次，并保证每次测的时候与上次在同一时间、同一种状态。1 ~ 2 周总结一次体重变化的情况，及时调整饮食结构及运动。人每天由于水分和食物的摄入，体重 1 ~ 2 千克的波动都是正常的，不要恐慌。

血糖仪。血糖仪主要是针对有胰岛素抵抗的肥胖型 2 型糖尿病的患者。这类人群低碳之前先完成糖耐量试验及胰岛素释放试验，充分了解自己目前的状况，有无胰岛素抵抗及高胰岛素血症，胰岛功能如何。血糖仪还可以随时检测自己在较少主食及生酮阶段有无低血糖的情况，血糖仪及试纸可以在药店或者网上购买。

血酮仪。血酮仪主要用于生酮阶段测试自身生酮状态，试纸比较贵一点，但最准确。也可用尿酮试纸，价格便宜，但不够准确，尤其当你适应了生酮状态后尿酮排出减少，酮体都利用了就没法测出尿酮了。

膳食补充剂。膳食补充剂是一种以多种维生素、矿物质为主的营养补充剂，可以选择复合维生素，其含有维生素和矿物质。还可准备柠檬酸钾及柠檬酸镁片。这些用于戒糖戒碳水及生酮状态时，可能出现的电解质及维生素缺乏。肥胖本身也是一种营养不良状态，缺乏多种维生素和矿物质，所以只有在补足这些营养物质的情况下，减肥才更轻松。

9 阶段饮食调整法

在第一阶段，要戒除含糖饮料，改喝脱脂牛奶、无糖豆浆，或柠檬水、白开水等无糖饮品。其他一切如常，这个阶段大约持续 1 ~ 3 周。

在第二阶段，要只吃正餐，戒除一切零食、甜品和加餐。

在第三阶段，要去除加工食品、如腊肉、香肠、午餐肉等，摄入原形食物。

在第四阶段，要去除早餐中的碳水化合物，并把午餐和晚餐中的碳水化合物（白米饭、面条等）换成复合碳水化合物（根茎类蔬菜和糙米，包括红薯、土豆、山药、萝卜、木薯、芋头、莲藕、三色糙米、五色糙米、黑米、小米等）。

在第五阶段，要去除牛油果、蓝莓、草莓、黄瓜、番茄以外的水果，并去除晚餐中的碳水化合物。

在第六阶段，要去除午餐中的碳水化合物。

在第七阶段，结合轻断食，将三餐压缩到 8 小时内完成，比如上午 10 点到晚上 6 点完成，也就是执行 16+8 轻断食。

在第八阶段，略过早餐，只进食午餐和晚餐，在 6 小时内完成两餐，就是 18+6 的轻断食。

在第九阶段，对于大多数的朋友，通常 BMI 在 30 以上的朋友，在身体反馈连两餐都吃不下的情况下，逐渐过渡到 20+4（4 小时进食一餐半）或者 1 日 1 餐的轻断食。

至此，就是从乱吃到吃原形食物到执行低碳饮食再到执行生酮饮食法 + 轻断食的全过程了。

另外，很重要的一点是，从去除晚餐中的碳水化合物开始，你就需要逐渐增加脂肪摄入比例了。但我的意思不是让你直接喝油，而是吃富含脂肪的肉、鱼与蛋，你也可以在菜上面淋橄榄油。其实，到了第三阶段，只要能够减重或达到了预期的目标，是否进入下一阶段都没有关系了。

注意：如果你在某一个阶段就能瘦，而且持续瘦，也不卡重，你就不需要往下一个阶段进行。

进行生酮饮食时，如果脂肪摄入过量，你可能会出现腹胀、打嗝和右肩疼痛，这时就要适当减少脂肪的摄入。当你降低碳水化合物的摄入时，你会注意到身体开始转向脂肪燃烧模式，饥饿感也会减少。

要意识到，轻断食的时候，其实你正在消耗身体储存的脂肪。这就是为什么你在断食的时候可能根本不感到饿的原因。如果你不饿，就不要吃。

早餐是一天中最重要的一餐，这是完全错误的信息。它是由食品制造公司提出的。你整晚都空腹断食，为什么要吃早餐打断你的断食，要意识到，如果你在早上吃东西，尤其是高碳水早餐，就会开始你一天的饥饿循环。所以需要减肥的你，早上起来如果不饿，就不要吃早餐，尽可能断食到中午。只要你前一天没有吃太多的碳水化合物，就不会饿。

体重保持期

当体重减到你的理想体重了，一定不能立刻中断。恢复以前的饮食及生活方式，这样必定反弹，任何减肥方式都是。因为我们的身体有一个习惯体重的过程。

当然体重维持阶段可以不必太严格地执行低碳饮食。维持中碳水平，20% ~ 40% 的碳水供能比例，也就是全天50 ~ 150 克低升糖指数的碳水就可以。这样刚好可以维持微生酮状态。注意，如果发现体重反弹明显，要及时调整碳水摄入量。

低碳生酮 21 天健康食谱

低碳生酮 21 天健康食谱

21 天食谱	早	中	晚
1	培根煎蛋（培根 4 条、鸡蛋 2 个）	金汤牛肉味鱼肉面	肉末茄子（茄子 1 根、猪肉糜 150 克、橄榄油 20 克）
2	防弹咖啡 1 杯	青椒五花肉（五花肉 150 克、青椒 100 克、橄榄油 10 克）	椒盐鸡翅（鸡翅 5 个、橄榄油 10 克）
3	黄油鸡蛋（鸡蛋 2 个、黄油 10 克）	空心菜炒五花肉（空心菜 200 克、五花肉 150 克、橄榄油 10 克）	豚骨味鱼肉面
4	奇亚籽水果布丁（奇亚籽 5 克、蓝莓 10 ~ 30 颗、椰浆 200 毫升）	香煎三文鱼（三文鱼 200 克、橄榄油 10 克）	牛油果培根沙拉（牛油果 1 个、培根 4 片、黄瓜 1 根、橄榄油 15 克）
5	防弹咖啡 1 杯	金汤鱼肉味鱼肉面 + 炒生菜（生菜 100 克、橄榄油 15 克）	牛排佐西蓝花（牛排 200 克、西蓝花 80 克、黄油 30 克）
6	不吃（其间可喝海盐水、黑咖啡、柠檬水）	家常红烧肉（五花肉 200 克、橄榄油 15 克）	豚骨味鱼肉面

续表

21 天食谱	早	中	晚
7	防弹咖啡 1 杯	鸡胸肉沙拉 + 芦笋西芹（鸡胸肉 200 克、芦笋 150 克、西芹 100 克）	炒牛肉 + 蔬菜沙拉（牛肉 150 克、蔬菜 200 克）
8	防弹咖啡 1 杯	黄油炒蛋 + 香煎培根（鸡蛋 2 个、黄油 20 克、培根 4 片）	白菜炒五花肉 + 炒生菜（五花肉 100 克、大白菜 100 克、生菜 150 克）
9	黄油煎蛋 + 火腿片（鸡蛋 2 个、黄油 20 克、火腿片 3 片）	煎三文鱼排 + 炒芹菜（三文鱼 100 克、芹菜 150 克）	煎牛排 + 炒菠菜（牛排 150 克、菠菜 150 克）
10	防弹咖啡 1 杯	香煎鸡胸肉 + 炒西蓝花（鸡胸肉 150 克、西蓝花 150 克）	香煎五花肉 + 天然酸奶（五花肉 150 克、酸奶 100 克）
11	牛油果 + 鸡蛋（牛油果 1 个、鸡蛋 1 个）	香煎柠檬虾（鲜虾 12 个、柠檬 1 个）	海带排骨汤 + 番茄炒蛋（排骨 150 个、海带 50 个、鸡蛋 1 个、番茄 1 个）
12	防弹咖啡 1 杯	黄油煎蛋 + 火腿片（鸡蛋 2 个、黄油 20 克、火腿片 3 片）	白菜炒五花肉 + 炒生菜（五花肉 100 克、大白菜 100 克、生菜 150 克）
13	黄油炒蛋 + 香煎培根（鸡蛋 2 个、黄油 20 克、培根 4 片）	香煎鳕鱼 + 炒蘑菇（鳕鱼 200 克、蘑菇 100 克）	番茄炖牛腩 + 炒菠菜（牛腩 150 克、番茄 1 个、菠菜 150 克）

21 天食谱	早	中	晚
14	1～2个煮鸡蛋、1杯全脂牛奶	香煎鸡胸肉＋炒西蓝花（鸡胸肉150克、西蓝花150克）	五花肉＋天然酸奶（五花肉150克、酸奶100克）
15	1～2个煎鸡蛋、1杯无糖豆浆	番茄牛腩＋炒生菜（牛腩200克、生菜150克）	煎培根＋拌蘑菇（培根4片、蘑菇150克）
16	1～2个煮鸡蛋、无糖酸奶	菜椒鸡胸肉＋番茄生菜（鸡胸肉200克、生菜150克）	西蓝花牛肉＋清炒菠菜（牛肉150克、西蓝花80克、菠菜200克）
17	防弹咖啡1杯	鸡胸肉沙拉＋芦笋西芹（鸡胸肉200克、芦笋150克、西芹100克）	炒牛肉＋蔬菜沙拉（牛肉150克、蔬菜200克）
18	1～2个煮鸡蛋、1杯全脂牛奶	鸡胸肉沙拉＋紫甘蓝（鸡胸肉200克、紫甘蓝150克）	巴沙鱼＋白蘑菇（巴沙鱼200克、白蘑菇100克）
19	1～2个煎鸡蛋、1杯无糖豆浆	煎牛排＋时蔬菜（牛排200克、蔬菜150克）	鸡胸肉＋炒番茄（鸡胸肉150克、番茄200克）
20	1～2个煮鸡蛋、无糖酸奶	煎三文鱼＋胡萝卜丝（三文鱼200克、胡萝卜丝150克）	虾仁蒸蛋＋凉拌茄子（虾仁蒸蛋150克、茄子150克）
21	防弹咖啡1杯	番茄牛腩＋炒生菜（牛腩200克、生菜150克）	鸡胸肉＋炒番茄（鸡胸肉150克、番茄200克）。

注：食谱中标注的分量仅供参考，可结合自身实际情况，吃饱即可。

你完全可以控制自己的饥饿感

饥饿感是受控的，我们不需要煎熬地用意志力去和饥饿感做抗争，而应智慧地解决饥饿感对意志力的折磨，聪明地和饥饿感和平共处。所以分享几个方法，让大家在不吃东西的时候，使饥饿感的感知度降到最低值；在吃东西以后，尽可能长时间地维持饱腹感，不至于过一会儿就饿了；同时也教大家怎样减少暴饮暴食。

首先解决一个问题：为什么很多人会越来越饿，食欲越来越大？

有一类人是跟热量值较上了劲，所以掉进了饥饿的坑里。稍微有一点减肥经验的人都会说，减肥就是吃低热量值的食物呗。

但你知道吗？如果我们长期摄入低热量值的食物，每一顿饭都和热量值斤斤计较，却不去看所吃食物的营养搭配、碳水化合物的数值，甚至纤维的含量、蛋白质的量，等等，就会在低热量饮食后出现极度饥饿和食欲暴增的情况，其实很多暴饮暴食都是在节食或者低热量饮食之后出现的。

食物的质量和饮食的可持续性比热量摄入更为重要。一些营养单一的食物虽然热量不高，但并不能帮助减脂。而一些营养多样化的食物，如牛油果、鸡蛋、奶酪，尽管热量含量较高，却能帮助减脂。热量并非完全相同，例如，吃100千卡的面包、含糖饮料、蔬菜、水果、肉类和脂肪，对身体的影响是不同的。

事实上，我们甚至可以将热量分为"好热量"和"坏热量"。简而言之，我们最喜欢的糕点、面包、零食和饮料通常都属于坏热量。

低热量食物普遍缺乏我们人体所需的很多营养。其中很多食物里没有油脂、蛋白质、纤维、维生素、矿物质，虽然热量值很低，但我们吃下它们以后耐饿度是不够的，营养也不全面，饥饿感根本无法破除。

还有一类人的食欲增加是因为情绪的转移。在情绪失调、压力过大或者受失眠困扰时，你以为你会没有食欲、不想吃东西，但其实大多数人在情绪出现问题时的自然反应，是异常爱吃东西，寄托于咀嚼食物来降低压力感知度。所以，当你不自觉地吃下很多东西时，也许是因为你的情绪需要得到安慰，但你误以为是你的胃需要得到安慰而做出的反应。

说到情绪对饥饿感的影响，不得不单独拿出来谈的是，睡眠时间短会增加饥饿感的事实。

非常好理解的是，如果你一天中醒着的时间增长，睡着的时间缩短，这就意味着你有更多的机会去吃东西。身体的食欲素最低值是在早晨起床时，而那会儿也是你一天中最长时间没有吃饭的一个状态。

反过来说，当你的睡眠时间变短时，你的食欲素下降比例就比睡眠充足的人要低，你的睡眠时间越短，醒来后就越饿。有研究表明，如果你 24 小时不睡觉，你的食欲会比正常睡眠的人要高 22%。所以，如果你非常容易感觉到饥饿，需要观察自己是不是没有睡好觉。

还有一类人不断地容易感觉到饿，可能是因为味觉上瘾，就是之前我们讲到的糖上瘾。也就是说，你迷上了甜食给味觉的刺激，于是不断地去增加摄入量，一旦减少摄入，大脑便会不断地索求食物，饥饿感会变得异常强烈。

但除了甜味上瘾以外，现代食物中的添加剂滥用、调味料比例增加、外食食物中的重口味和味精等都会增加我们的味觉依赖度。特别是超市里的包装食品，无论是味觉配方还是商品的广告给人的引导，都是希望我们能够打开一袋食品后"咔嚓咔嚓"地全部吃完。

不知不觉间我们就会难以用天然食物来满足我们味觉这一欲望，同时，我们的饮食量也会不断地增加。这些强烈刺激味觉的食物还会令你口渴，而口渴和饥饿是非常容易混淆的两种感觉，你甚至会因为口渴而吃下更多的东西，那这个时候其实喝水比吃饭更重要。

那如何应对可能的饥饿感呢？比如，不再强行节食或者吃低热量的食物，尽可能地不把坏情绪或者压力转嫁到食物上。增加睡眠时长，提高睡眠质量，从而降低食欲素的水平，减少饿感。少吃或者不吃加工食物和味道重的食物，从而增加味觉的灵敏度。

除此以外，还有什么方法能够具体地解决饿感，增强抗饿能力呢？

确实还有一些方法，比如放慢吃饭的速度。我们的大脑有一个饱觉中枢，它的激活时间大概是 20 分钟。同样一顿饭，如果你细嚼慢咽，用至少 20 分钟来吃完它，你会接收到大脑一个吃饱了的信号，那你就知道我已经吃饱了，不用再继续吃了。

如果你狼吞虎咽，只用 10 分钟就把饭吃完了，可大脑还没来得及给你发出吃饱的信号，这时你会觉得自己并没有吃饱，于是会继续吃下更多的东西。即使留给吃饭的时间不多，也会短时间地在胃里增加过量的食物，或者你会放下你的饭碗，顺手去拿更多的零食来吃。

再就是，由于我们的身体对于固态食物是很难吸收的，只有经过充分多的唾液加工才能帮助融合。那通过第一步的咀嚼和第二步的胃加工来把食物由固态变为液态，从而让身体更好地去吸收。所以咀嚼就变得尤其重要。咀嚼得越细，食物的被吸收率就越高，我们的身体从而获得营养，否则身体就会不断地去索取更多的食物，以获取足够多的营养。

要知道的是，我们当前处于食物充足、饮食选择繁多的年代。我们对饥饿感的耐受度，因为每一次没有饿就吃东西而变得非常娇气，稍微一点点饥饿感就会被我们放大。

20 年前的人感受到饿，身体的饥饿感程度要比我们当前强烈 10 倍以上。也就是说，当他们觉得有点饿的时候，是我们现在的特别饿。所以通过间歇性断食，可以训练我们的饥饿感回到前人的水平。

　　最后要说的是，控制饥饿感也不是让大家不吃饭，所以饥一顿、饱一顿，少吃或者不吃，吃低热量食物都不推荐，只推荐大家吃好的食物，好好地吃食物，用正确的方法吃，健康地瘦下来。

如何科学有效地摄入蛋白质

之前聊低碳饮食的时候，总会用碳水和脂肪作为跷跷板来作比喻。

比如，你想多吃脂肪，必定要少吃碳水化合物。如果你的碳水化合物摄入量没有办法降低，吃脂肪就会增加身体负担，导致发胖。于是那些想试试低碳饮食的人便开始大量地吃鸡蛋、牛奶、各种肉、海鲜、牛油果、坚果、椰子油等，尝试去补充脂肪，为了进行所谓的低碳饮食。

而实施了一段时间以后，他们便私信我说，为什么体重没有下来，还便秘了呢。这就是因为你以为你在吃脂肪，但其实你吃了太多的蛋白质。

蛋白质其实是人体非常重要的营养成分，可以帮助身体制造肌肉、肌腱、器官和皮肤，以及维持神经系统和免疫系统的正常工作。补充蛋白质对保持身材、维持大脑工作、预防疾病都有着非常重要的作用。

蛋白质是由氨基酸组成，氨基酸有一部分可以通过身体自身合成，而另外一部分则只能通过食物获得。人的身体组织和动物的构造非常类似，所以我们对动物类食物的蛋白质吸收率相对会高很多，比如牛羊肉、鸡肉、鱼、海鲜、鸡蛋以及奶制品。但这不意味着吃素就补充不到蛋白质了。有很多素食者，是不知道如何科学吃素的，结果吃成了一个缺乏蛋白质和脂肪、长期碳水摄入量超标的虚胖体格。

其实，富含蛋白质的素食有很多。像各种豆类，比如小扁豆、黄豆、鹰嘴豆、毛豆；还有各类坚果，比如腰果、花生、核桃、葵花子、螺旋藻、奇亚籽、藜麦，也都含有大量的蛋白质。

如果你生病了，特别是组织黏膜需要修复类的疾病，长辈们往往会说你需要多补补，这里的补不是指燕窝、雪蛤、鱼翅、鲍鱼、黑松露这类非常昂贵的补品，而是指可以修复人体组织的蛋白质。所以几颗开心的母鸡生出来的鸡蛋，或者几块听音乐长大的草饲牛的牛肉，甚至一杯非转基因的大豆做成的豆浆，都可以补充你所需要的蛋白质。

那蛋白质到底是不是越多越好呢？其实任何的营养成分，抛开剂量谈功效都是扯淡。

如果你每天都抱着蛋白粉吃，或者一天吃十几颗鸡蛋、好几包坚果，那会让你的身体处于蛋白质超标的状态。短时间的蛋白质超标可能会让你拉出来的便便又黑又臭，甚至导致便秘。因为很多蛋白质食物都缺乏纤维，会使肠道蠕动变慢。同时，高蛋白的食物需要肾脏工作来代谢，那代谢的过程中需要水分去处理蛋白质产生的氮气，这又会导致身体脱水。

高蛋白饮食会让肾脏超负荷工作，从而给肾脏带来负担。而且多余的蛋白质会跟多余的碳水一样，以脂肪的形式存在身体内。所以，优质的蛋白质也不是可以无限量吃的。

那么合理的蛋白质补充量到底是多少呢？

我建议你用身体的重量来衡量你每天需要蛋白质的总量。比如你的体重是 50 千克，那每天比较推荐的蛋白质摄入量是体重值千克数的 0.8 ~ 1.2 倍的克数，也就是 40 ~ 60 克。当然，如果你是健身人士，想要练出比较好看的肌肉线条，同时每天的运动消耗量非常大，那你的蛋白质需求量可以到 1.5 ~ 2 倍，也就是体重 50 千克的人可以摄入 75 ~ 100 克的蛋白质。

一颗鸡蛋含有 6 克的蛋白质，一块 200 克的牛排肉含有

60 克的蛋白质，一块 200 克的三文鱼含 50 克的蛋白质，一份 240 克的希腊酸奶含 17 克的蛋白质。所以满足当日的蛋白质摄入量，你不需要吃太多的蛋白质食物就可以轻松做到。

与此同时，我不是很建议吃蛋白质补充剂，蛋白质补充剂在全球每年都有百亿元的经济效应。蛋白粉、蛋白质能量棒，以及各类蛋白质奶昔都是这些年非常流行的蛋白质补充剂。

前文也提过，蛋白质其实并不难获得。不管你是吃素还是吃肉，你都可以获得高蛋白的食物。就拿蛋白质能量棒来说吧，口感肯定是不差的，还有代餐作用，所以多数能量棒除了含高蛋白以外还含高糖、高碳水，顶多算个零食。而乳清蛋白粉听起来也不错，说是比单纯喝牛奶可以补充更多的蛋白质，但乳糖不耐受终归是不耐受。

所以如果你能通过肉、发酵乳制品、蛋、坚果、豆类补充到你当日所需蛋白质的量，你就能够获得蛋白质的全部好处，并且不用担心过多的蛋白质给身体造成负担了。

第六章

回归健康的生活状态，瘦身其实很容易

如果你便秘，有必要了解一下膳食纤维

　　我们总觉得吃得好就意味着严格地计算热量值，计算糖、蛋白质、脂肪的摄入量，但纤维的摄入往往会被忽略。

　　古老的日本饮食和中式饮食中都富含大量的蔬菜、水果以及粗粮，那时的人很少受到便秘的困扰，排便总是顺其自然，不仅来得毫不费功夫，大便质量还非常高，密度、色泽、含水量都刚刚好。哪像现在的年轻人，为了排便费尽了力气，动不动3天、5天都没有排便，排一次很痛苦，整个人憋得面红耳赤。拉出来的便便，密度跟石头、钢珠一样，直沉厕底。如果排便一直是你日常的一大难题，就有必要了解一下膳食纤维了。

　　膳食纤维分为两个类别：可溶性膳食纤维和不可溶性膳

食纤维。

可溶性膳食纤维，顾名思义就是可以在水中溶解，吸水会膨胀，并且会被大肠中的微生物分解、发酵的一类纤维。当然，你是看不见它的。它主要是以胶质的形式存在，蔬菜、水果、坚果、豆类、魔芋中都含有。可溶性膳食纤维如果和淀粉一起摄入，可以在肠道中降低碳水化合物的吸收率，稳定餐后血糖。

不可溶性膳食纤维更加直观，主要存在于植物的表皮层，全麦制品、不去皮的豆类、果皮、根茎类食物都富含不可溶性膳食纤维，说白了就是咀嚼时最费力的那些成分。这都是不可溶性膳食纤维在作祟，而现代食品加工通常会去掉这些成分，来提升口感的细腻度。比如大米、面条、白面粉，再就是甘蔗，都富含丰富的膳食纤维，但白砂糖就不含膳食纤维，这就是典型的原生态和加工食品之间的差别。

多吃低 GI 碳水化合物食物之所以不易发胖，就是因为它们其中含有膳食纤维，降低了血糖上升的速度，从而不会因为胰岛素上升速度太快而堆积脂肪。判断一种食物的碳水高低并不是看食物本身的碳水值，而是通过碳水值减去纤维量获得的净碳水值来衡量的。

纤维的好处永远不止于此。可溶性膳食纤维可以用来清洁肠道，帮助肠道蠕动，减少毒素在肠道停留的时长。不可溶性膳食纤维是松土工，角色是在肠道中负责吸收足量的水分来软化大便，防止大便长得跟千年的石头似的，顽固地在体内滞留。膳食纤维不仅能够帮助减肥，还对糖尿病、高血脂以及心脑血管疾病非常有利。

如今受便秘困扰的人越来越多，其实就是因为日常里蔬菜、豆类的摄入都不够，而且吃了太多精加工食品导致缺乏这两种膳食纤维，继而引起的便秘。膳食纤维最少的几种食物，便是来自肯德基、麦当劳这类快餐以及便利店的食品、泡面、饼干，还有各种精加工的白米、白面类的主食。而且很多人反映这种垃圾食品一旦吃起来往往会吃个不停，这也是高度加工的食物中缺乏膳食纤维，不耐饿的缘故。

生酮常常也会因为碳水摄入不足而产生缺乏纤维的困扰。因为肉类中也缺乏纤维，所以很多人一生酮就便秘，不过一旦绿色蔬菜的摄入量补充上去了，或者额外地吃一些富含纤维的车前子壳粉类的纤维食物就能够改善，但不管你的日常饮食是怎样的，纤维都应该被重视，它不仅能够缓解便秘，而且纤维加水能够产生饱腹感。足量的纤维能够降低你的食欲。

所以，如果日常吃富含纤维的蔬果、豆类、菌菇、藻类，并且配合喝水，你就很难成为大胃王。任何好的食物都不是越多越好的，凡事都有个度。比如，膳食纤维这种微小的营养素，它不会被身体直接吸收，摄入太多会造成铁、锌、镁、钙等矿物质难以被身体吸收，而且对某些人来说容易形成胀气、腹胀的问题。

但也不用过度担心，日常饮食中只要你把精制的主食换成粗粮主食，每天 0.5 千克左右的蔬菜和豆类，基本就可以满足身体对膳食纤维的需求。如果便秘的话，适当地吃些低糖水果就可以补充一天所需要的膳食纤维了。

早餐一定要吃吗？
不吃早餐对身体的影响

　　早餐的英文是 breakfast，它是由两个词组成的，"break"（打破）和"fast"（这里是禁食的意思），所以早餐的本意就是"打破禁食"。

　　你有没有发现，每天早上会感觉身材比较苗条，这是因为你在睡觉时其实也在燃烧脂肪。你晚上睡觉其实就是在禁食。假如你睡了 8 小时，这段时间你的身体处在空腹状态，胰岛素敏感性最高，血糖水平最低，这种"禁食"状态一直延续到了早上起床吃早点。

　　关于早餐，健康和养生界一直有两种不同的意见，一种认为早餐是一天当中最重要的一顿饭；另一种观点则完全相反，认为不吃早餐对减肥和改善健康有帮助。在我们的传统观念里，早餐一定要吃好才能保证一整天的精气神，也有人说不吃早餐会危害健康，甚至会得结石。

据我观察，有些人早餐一餐不落也得了胆结石，有些人很多年不吃早餐也没有得胆结石。患胆结石的因素有很多，包括肥胖本身、减肥过程中也容易诱发，还有不爱吃蔬菜、久坐不动、爱吃夜宵，甚至素食的人也容易得胆结石。我并不是要劝大家放弃早餐，毕竟每个人的身体情况不同，生活方式不同，对饮食的理解也不同。

怎么吃是个人的喜好和选择，主要的是坚持健康饮食。其实对于大多数人来说，吃早点只是生活习惯，至于吃什么并不是很在意。虽然越来越多的人开始尝试轻断食，把早餐时间推迟甚至不吃，但如果你习惯了吃早饭，那就尽可能吃得健康一些吧，比如吃肉、菜、蛋、奶、奶酪、豆浆等。对于需要减肥的朋友，如果你的早餐是面包、蛋糕、油条、包子、粥、饺子、馄饨、米线、米粉、面条这种高碳水早餐，就不如不吃。

很多人都有这样的体会，早上吃鸡蛋、牛奶、蔬菜，不吃油条、面包、粥、包子、馒头这些反而不容易饿。这是因为吃精制的碳水会刺激胰岛素大量分泌，2～3小时的时候你的血糖就会被降低，所以会出现饥饿感，甚至心慌、手抖、出冷汗。建议你改变一下早餐饮食的配比，避免吃精制的碳水化合物和甜品。

如果你既想轻断食，又不想放弃早餐怎么办呢？间歇性断食是比较灵活的，你完全可以根据自己的作息时间和生活习惯来选择适合自己的轻断食方法。只要将进餐时间限制在一定的时间段内，比如早上 8 点到下午 4 点、早上 9 点到下午 5 点、上午 11 点到晚上 7 点完成 2 ~ 3 餐，这种安排就是典型的 16+8 轻断食的安排，当然每天的时间也不一定要固定，自己方便才更容易坚持。

关于早餐对身体的影响，各类研究有很多，但好坏参半，到底吃不吃取决于个人的生活方式和喜好。如果你觉得吃早餐能让你精力充沛，那就继续吃吧，但要保证营养全面和均衡，多吃蛋白质和健康脂肪。而如果减肥是你的目标，而且你想尝试轻断食，可以从推迟早餐时间开始，同时仍要以低碳饮食为主。

不吃早餐有利也有弊，了解清楚才能做出正确的选择。

1. 不吃早餐的优点

推迟或跳过早餐是练习轻断食最简单的方式，因为你在睡觉时已经禁食了 8 小时或者更长时间。假如你下午 5 点吃完晚饭，之后也没有吃任何零食，直到第二天早上 7 点起床吃早餐，这样就已经完成了 14 小时的断食。你如果再把早餐时间推后到上午 9 点以后，或者直接等到中午再吃饭，你的断食时间就会延长到 16 小时以上，身体脂肪燃烧的效率会更高。

另外，放弃早餐可以让你腾出额外的时间做其他事情，比如锻炼身体。研究显示，在空腹状态下锻炼可以帮你燃烧更多的脂肪，改善胰岛素的敏感性。

2. 不吃早餐的缺点

不吃早餐可能会让你在午餐和晚餐时吃得更多，尤其是对于轻断食的新手来说，最初几天禁食会感觉很饿，一旦开始吃东西很容易摄取过量的热量。另外，因为空腹血糖下降，可能会出现头晕、乏力、精力无法集中等问题。这时可以吃些碳水化合物含量低的坚果，或喝一杯防弹咖啡来提升能量。

这里给大家分享几条安全地执行间歇性轻断食的建议，可以帮大家更轻松和安全地断食。

（1）循序渐进。刚开始尝试轻断食，要逐渐延长禁食的时间，让身体慢慢适应。可以把进食窗口逐渐压缩，比如进食窗口逐渐从 10 小时慢慢地压缩到 8 小时内。吃足够的蛋白质和健康脂肪，这些食物有助于增加饱腹感，让你在禁食期间不会感觉太饿。

（2）**避免高糖、高碳水饮食**。这类食物会引起血糖剧烈波动，更容易让你饥饿。

（3）**断食期间多喝水**。早晨起床后喝一杯温水，可以避免身体脱水。在禁食期间补充水分还能帮你抵抗饥饿感。

（4）**保证睡眠**。经常熬夜或失眠会提升压力激素和饥饿激素的水平，很容易打断禁食，并增加患胰岛素抵抗和慢性炎症的风险。

如果你没法坚持断食，或断食后反而让你不舒服，应及时停下来，实在饿了该吃就吃，不要硬抗，正确的断食是让你感觉到轻松舒适的。

正念饮食：
倾听内心的声音，做食物的主人

第一，吃饭的速度要慢下来，并且无干扰。

就是保证自己不要囫囵吞枣地吃饭，而要细嚼慢咽。确保品尝到每一口食物的滋味后，再下咽。与此同时，别一边看手机或工作还一边吃着饭，也别一边谈笑风生地发表言论一边吃饭。

吃饭，咱们就安安静静、认认真真地吃。可以放个音乐、点个蜡烛之类的，增加进食的愉悦度。

第二，学会倾听身体饿了和饱了的信号。

千万不要不饿就吃，吃饱了还停不下来直到吃撑。现在很多人都不耐饿，一点点的饥饿感就会让你大开吃戒，也不想想自己到底是饿了还是馋了，当然吃饱了停不下来也是常事。

你能在火锅旁放下筷子，少涮那么最后一口羊肉吗？你能够吃完晚饭后，在路口的夜宵摊旁边不流连忘返吗？作为现代人，这些都很难做到，但是吃饱了的信号从胃传到大脑是有延迟度的。所以，当你的大脑觉得吃饱了的时候，你往往已经吃撑了。

第三，感知食物，注意观察食物的颜色、气味、质感，以及咀嚼它时的声音和舌尖上的味道。

吃饭不仅仅是填饱肚子，这个要求太基础了，压缩饼干也能完成，我们需要将吃饭变成一个深度的感官体验，甚至从做饭开始便感知食物，耐心、细致地完成食物从备菜到上餐桌的全过程，享受烹饪的全过程并持续地享受自己做饭吃的成就感。

学会品味食物，才是吃饭的最高境界。千万不要抱怨哪有空品味啊，我很忙的，那你怎么就有时间刷朋友圈、看剧、逛猫店、刷短视频呢？吃饭拉屎的时间都没有了，刚需都满足不了，何来的精神享受？

第四，学会应付你对食物的焦虑和罪恶感。

吃东西前，我们反复问自己三个问题，是不是真的要吃下这个东西，自己是不是真的饿了，选择的食物真的能让自己更健康吗？

而一旦吃了，就要享受跟食物的连接，品味食物的滋味，用大脑来记录这种美好的感觉。而不是吃前不思考，吃后各种负罪感，吃完以后莫名地焦虑，这些都会滋生你的负面情绪，不利于消化，而且会让你在负罪和焦虑中反复撕扯。

第五，建立正确认知，吃饭是为了更健康、更有能量。

你以为吃饭是为了满足口欲，健康和能量都不顾吗？

这就是你每天喊着没睡够、没力量、精力不集中的原因，很多很难消化的食物都会让我们疲惫。那些超加工的垃圾食品不仅会增加体重，而且会增加思维上的停滞感，所以正念饮食需要你为身体健康打工，而非为舌头打工。

当然，好吃又健康的食物是同时存在的。正念饮食，不是让我们去吃草，你仍然可以大快朵颐地享受健康食物的美味。

第六，了解食物对你身材和身体的影响。

你明明知道很多食物吃了会伤害身体或者导致身材走样，可你偏偏要吃上一口。这是你的选择，其他人确实无从干预。

但正念饮食需要你了解吃进身体的食物会给你带来什么。比如，这些食物美味但非常脏，充满了寄生虫；这些食物高糖高脂，是糖油混合物，会导致身体很快发胖；这些食物很难被消化，可能需要一周的时间才能够把它们彻底代谢掉。

你需要正确地认知你吃进肚中的食物，而不是给它们找借口。总想着，一顿高糖高脂的饮食不会发胖，我明天去健身房就能把它们消耗掉；黑暗料理又不是天天吃，也不能顿顿都这么健康吧，这些不是正念，这叫欲盖弥彰。

第七，学会感恩食物。

我一开始会认为欧洲人吃饭前做个感恩食物的小祷告是不是很矫情，但现在明白了，这种信仰会给食物加分，因为你和食物产生了连接。你能够去品味食物。

对于不良饮食行为的人，比如习惯性地睡前吃夜宵，习惯性地饭后吃糖、吃甜点，习惯性地喝奶茶，正念饮食都能够或多或少地遏制他们的饮食冲动。

这种技能能够帮你在选择食物之前，留出思考的余地而不是凭直觉直接进食。你可以从每天中的某一顿饭开始细嚼慢咽，感恩食物，专注于食物和你的连接，吃饱了就停下来。你会慢慢地掌握这种正念饮食给你带来的控制饮食的能力。

记住，千万不要让饮食控制你，你才是食物的主人哦。

学会看食品成分表，
聪明选择低碳食物

　　我一直强调少吃碳水化合物就能瘦，即使不瘦也不会像以前一样不停地长胖。很多人顿顿都在外面吃，没法做到自己做饭。其实没空做饭，不是戒糖挑战的敌人，只要学会看食品的成分标签，也能把相对健康的食物挑选出来。

　　那食品标签是什么呢？它是政府强制要求商家贴在食品包装上的营养值公告，就好比吸烟有害健康是烟草必备的标志，其实那些加了反式脂肪酸、糖超标、滥用添加剂、高钠的食品，也都必须通过营养标签潜在地告诉我们。而选不选择由我们决定，所以能看懂营养标签确实是一个实惠又实用的技能，那我们就赶紧来掌握一下吧。

　　首先，食品标签一定会含有的信息是名称、规格、净含量、生产日期、保质期、成分、配方、厂家信息、食品许可编号和营养成分值这些内容。比如酸奶和风味酸奶本质上的差别就在名称，所以不要只看商品的图片，觉得都是酸奶的样子，其实名称更重要。

再就是看生产日期，除了要挑选日期尽可能新鲜的食物外，保质期短比保质期长的食品，添加的防腐剂更少、更健康，比如保质期为 7 天的酸奶，一定会比保质期为 90 天的酸奶配方更纯，杀菌方法更天然，才能使得保质期相对地短。再从成分上来看，配方表需要按照配方的比例由大到小来标明。

举个例子，德芙最经典的那款丝滑牛奶巧克力成分配方的顺序就是白砂糖、可可脂、脱脂乳粉、食用添加剂、食用香料。也就是说，这款巧克力中添加比例最大的其实是糖，才使得糖排在了第一位，所以看配方就能大致猜出来整个配方添加的比例了。除此以外，食品标签上最重要的信息其实是营养成分表。

那营养成分表该怎么看？

很简单，一共有三列信息。第一列展示的是主要营养成分的名称。我国食品标签需要被强制标出来的有五种核心成分：蛋白质、脂肪、碳水化合物、钠以及能量。第二列就是每 100 克的食品中所含的这些营养成分的量。第三列是每 100

克食品中所含的营养素占我们一天所需要的营养素的百分比。很多品牌还会自愿地去标更多的营养值信息，比如含钙、铁、钾的成分等。

当然，除此以外，也有很多品牌只标出每 10 克，甚至每 30 克的食品所含的某一营养成分的含量，这就需要我们火眼金睛地把它们识别出来了。

之前大家关注食品标签上的营养成分表时，多半最关注的是热量值。在几款类似食品中，通常选的是营养成分表上热量值最低的那个，而当营养成分表上热量值差不多时，就会选择脂肪含量最低的那个。

你总觉得把脂肪、热量严格把控好了，食品就不会让你发胖了。吃糖会长胖是大众认知，但是有可能在阅读本书前，你应该也不会把米饭、面这类主食归到糖里，更不知道它们会让身体长胖得更迅猛，是吧?

大众对长胖的普遍误区是吃肉长肉、吃脂肪长肥肉。所以想减肥的人呢，都坚信减肥必然要做的是少吃肉，吃低脂、脱脂食物才是健康的首选。再就是认为运动消耗热量，不运动就要吃热量低的食物，所以减肥食物必须是低热量的。

这些误区实在是很多，而减肥路上最应该关注的营养标识应该是碳水化合物。那我们的食品中除了脂肪、饮用水、咖啡、茶、盐外，几乎所有的食物都含有碳水化合物，要做到吃零碳水几乎是不可能的。但我们尽量要做的是把碳水值控制到比较低的标准，而这并不难。

食物中的碳水化合物有三种形式：糖、淀粉和纤维。

糖容易让人发胖，因为它是高 GI 的碳水化合物食物。

还有一类碳水化合物食物也非常容易让人发胖，就是淀粉。因为主食的成分里含有大量淀粉，所以我才反复强调不让大家吃精制主食。它们正是那些吃到口中感觉不甜但却是高糖的食物。

淀粉其实并没有那么坏，因为它确实可以帮我们提供能量。而且淀粉的供能方式非常快速直接，出于这个原因，99% 的人都会选择去吃淀粉类的主食来提供能量，也就是我们常说的"人是铁，饭是钢，一顿不吃饿得慌"。米饭、面条确实能帮我们提供能量，缺少了它们的补给我们会非常直接地感觉到全身无力、饥饿，等等。

淀粉类的主食虽然不是直接的糖，但它们是间接的多糖，所以我们在摄入淀粉类主食后，它们会快速地分解成葡萄糖。而各类的玉米、红薯、全麦之类的杂粮食物，它们同样是淀粉类食物。和纯精制的淀粉主食不同的是，它们多了纤维，虽然纤维也是碳水化合物，但它们进入身体后，热量非常小，而且维持饱腹感的时间非常长，能够帮助转化和吸收葡萄糖的速度变慢。

我们说的低 GI 食物，就是纤维含量很高的碳水化合物食物。如果要吃主食的话，就吃那些纤维含量高的五谷杂粮类的低 GI 主食，会更加健康些。

之后我们进行戒糖或者低碳饮食，计算碳水的含量时，需要去掉纤维的含量。因为碳水化合物中也有好的碳水，它们对胰岛素的影响非常小，那就是纤维。计算公式：**净碳水值 = 总碳水值 − 纤维值**。而剩下来的淀粉、糖这类的碳水，就是我们在采购食物时需要格外留意的成分了。

再说回营养标签中的碳水化合物值的比例问题。我们既然知道了碳水化合物是在选择食物时最需要关注的指标，那该如何选择呢？

首先，我们要看的是营养标签，标注的是每 100 克的食物的营养值，还是每 5 克、每 10 克，因为这是商家的一个小把戏。营养值不能作假，但是参考物的总量可以放低，所以一旦我们看到标签上是每 5 克的数据，就要把这个数据整体放大 20 倍，每 10 克做的数据就要放大 10 倍，以此类推。

例如，当你看到一款早餐麦片，标注的是每 30 克的麦片含碳水值是 25.2 克，纤维值 1.2 克，那我们需要做的就是算出去掉纤维的净碳水值，也就是 24 克。再换算出每 100 克早餐麦片中，这个值到底有多大，结果原来是 80 克，也就是说，这款早餐麦片中 80% 的成分都是淀粉和糖类的碳水。这个比例可是相当高的。

　　既然我们找到了计算方法，之后大家看到一个营养标签要做的就是把除去纤维的碳水值找出来，确保在 100 克的标准下来看，碳水值占总营养值的多少，如果高于 30% 就不要去碰了，低于 30% 基本上都能吃。总之，当你重视营养成分表上的碳水值时，你的减肥计划基本上就成功了一大半。

个性化的减肥方法

写给无法控制食欲的你

吃，是人与生俱来的本能，远古时期，我们的祖先为了生存而吃，现代人生存已经不成问题了，吃就变成了一种享受。我们每个人都有自己特殊的口味，对不同食物也有不同的欲望和需要。

控制不住对食物的欲望，最直接的后果就是，衣带渐紧，身形渐圆，更可怕的是，各种慢性疾病不知什么时候就会来敲门。

实际上，对某种食物渴望是我们身体发出的重要信号，可能意味着身体中缺少某些营养素，或者健康出了问题。

接下来我们具体分析一下，对各种不同食物的渴望是什么原因造成的？怎么解决？

1. 咸味食品

根据发表在《生理与行为》杂志上的一项研究报告，对盐渴望可能是矿物质缺乏的表现。数据显示，嗜盐程度最高的女性，体内钙、镁和锌的含量最低。

2. 甜食

喜欢糖是人的天性。脑部扫描显示，摄入糖类会导致大脑区域释放多巴胺，而多巴胺又和动机、新奇、奖励有关。因此，我们吃糖的时候实际上感觉更愉悦。蛋糕、面包、甜甜圈、饼干、冰激凌这些甜蜜蜜的食品是大多数人的最爱，为大家的体重立下了"汗马功劳"。

当你开始实行低碳饮食，尤其是生酮饮食后，血糖水平会降低，身体中没有足够的糖原为大脑供能，大脑就会发送求救信号，要求身体摄入更多的糖。

虽然大脑可能会挑战你的意志力，但饮食中的某些因素也会引发你对含糖食物的渴望。

其中最重要的一个原因就是蛋白质和脂肪摄入量不够。因为蛋白质和脂肪可以减缓糖分释放到你的血液中，当它们摄入不足时，你的血糖会以异常的速度上升或下降。结果就是，你的身体渴望从糖中获取能量来控制血糖水平。所以，补充足够的优质蛋白质和健康脂肪能够抑制对糖的渴望。即使一勺椰子油也能很快把馋虫压下去。

如果实在馋甜食了，偶尔吃一点也没有太大关系。你还可以吃些新鲜的低糖水果，比如蓝莓、草莓、树莓等。

3. 巧克力

巧克力应该算是甜食的一种，但我为什么要把它单独拎出来说？因为经常想吃巧克力可能是身体中缺少镁元素的一种主要表现。

镁缺乏是最常见也最容易被忽视的营养缺乏症之一，它影响了大约80%的人。我们身体的主要生理机能需要依靠镁来完成，例如，促进肌肉运动、激素的产生、心血管健康、中枢神经系统功能和刺激消化吸收等。

可可粉中富含镁元素，所以多吃黑巧克力对心血管健康有好处。

为了获取更多的镁，你可以多吃绿叶蔬菜、南瓜子、牛油果、富含脂肪的鱼、草饲乳制品等。

4. 米、面

喜欢米饭、面条、馒头、包子、饺子、面包等，而且吃不够？

这和对甜食上瘾的道理是一样的。精制米、面及其加工制品含有大量的碳水化合物，进入身体后会转化为葡萄糖。一方面，会刺激血糖大幅度波动，结果是很容易就饿，然后继续吃；另一方面，会促使大脑释放更多的多巴胺，使你感到愉悦，于是对这些高碳水食物更加上瘾。

　　碳水化合物吃多了会有哪些问题？主要的也是最直接的，就是会导致胰岛素抵抗，并引起肥胖、糖尿病、心脏病等多种健康问题。解决的办法就是，改变饮食结构和饮食习惯，多吃低碳水化合物，可以有效控制血糖，促进肠道健康，提高免疫系统的功能。

5. 红肉

　　红烧肉、炖牛肉、牛排、烤羊腿……看到这些你有什么感觉？反正我已经流口水啦，除非你是素食者。喜欢吃肉的人很多，尤其女性在经期和怀孕期，对各种肉类的抵抗力几乎为零。因为在特殊生理期间，身体需要更多的营养，如铁、维生素 B_{12}、锌和氨基酸、左旋肉碱。这些关键营养素通过改善心脏和大脑功能、肌肉力量和刺激免疫系统，来帮助身体产生能量。

　　而红肉中就富含这些营养物质。多吃肉并不是坏事，它们是健康动物脂肪的最佳来源，特别适合生酮饮食和低碳饮食。另外，你还可以从下面这几种食物中获得铁、维生素 B_{12} 和左旋肉碱：野生捕获的鱼类，草饲牛肉、羊肉，动物内脏器官，绿叶蔬菜。

　　如果你想减轻体重，或者改善健康，却无法控制食欲，那可能并不是因为你真的饿了，很大原因是你身体中缺少某种营养元素。有时候健康出现问题，也会使你抵挡不住食物的诱惑而吃个不停。例如，胰岛素抵抗，会导致血糖不稳定，令你总感觉饿。最好的办法是，改变饮食习惯，少吃高糖、高盐、高碳水的食物，多吃蔬菜、碳水含量低的水果、优质蛋白质和健康脂肪，保证营养全面。控制好了食欲，减肥就成功了一半。

写给不得不吃食堂 / 外卖的你

学生和上班族会经常吃食堂或快餐，怎么吃才能保证低碳饮食？

1. 食堂

食堂中最不缺的就是碳水化合物，一不留神就会吃多。怎么办？解决方法是：

多吃或只吃炒菜：各种青菜、炒肉菜，换着花样吃。

多吃蛋白质：瘦肉、鱼肉、蛋类、豆制品。

吃健康脂肪：带皮的猪肉、鸡肉、红烧肉、回锅肉、猪肘子。

各种淀粉少的汤：鸡汤、骨头汤、紫菜汤。

水果：几颗圣女果、蓝莓、草莓、树莓等。

可以适量吃抗性淀粉，比如一小块儿红薯、土豆、胡萝卜、玉米。

避免含淀粉和糖的菜，比如四喜丸子、糖醋排骨、炸鸡翅、裹面的炸鱼等。

不吃米、面食物。

不吃甜食、不喝含糖饮料。

2. 快餐盒饭

很多上班族除了吃食堂以外，还会点外卖，尽管没有办法保证能完全按照自己的心意来做，但仍然可以通过下面几个方法来尽量吃得健康。

点餐时备注少放油、少放盐、别放糖。

自带橄榄油、椰子油、奶酪片、牛油果。

多点肉类、炒菜、沙拉。

不点主食，用菜代替。

不买饮料和甜食。

吃自助餐可以自己做主，只选择那些更健康的食物。各种蔬菜、肉类、鱼类、蛋类等都可以。

不吃主食，不喝含糖和酒精的饮料，不吃甜食。

如果能按照上面这些原则去做，基本上就能最大程度地保证外食的健康了。

写给情绪化进食的你

你压力大就想吃东西？想减肥必须解决情绪化进食。

情绪化进食会破坏减肥目标，关键是找到减轻压力的办法，停止暴饮暴食。

吃东西能缓解压力？这事儿千真万确，想想你有没有过这样的经历，当你情绪低落或者工作学习紧张、压力大的时候，随手抓把零食塞进嘴里，只要嘴里有的嚼，神经好像就能立刻放松下来。

可是随之而来的是愧疚和罪恶感，担心会变胖而更忧郁、压力更大。这种因情绪化进食造成的恶性循环会让身体积累过多的压力激素，长期下去可能引发各种健康问题，首当其冲的就是肥胖，而且会损害免疫系统，导致各种疾病。

为什么压力大就想吃东西？

触发情绪化进食的诱因除了压力以外，还包括无聊、不良的习惯、疲劳，以及所处的环境。很多研究都显示，女性情绪化进食比男性更普遍。负面情绪可能导致空虚感，大多数人会用食物（尤其是垃圾食品）来填补这种空白，进而生出一种虚假的满足感。

这种"满足感"带来的直接后果就是体重增加。你可能会因此产生愧疚感，认为自己的自控能力太差，其实这不是你的错。

当你经常处在精神紧张和压力山大的情况下时，肾上腺会释放一种叫皮质醇的激素，皮质醇会增加你的食欲，而且通常还会增加进食的动机，也就是给"吃"找各种借口。

已经有大量研究（包括许多动物实验）证明，身体或情感上的困扰会增加高糖、高脂肪、高热量食物的摄入，从而产生反馈作用，进而减轻与压力有关的负面情绪，因此这类食物常被称作"comfort food"（舒适食物）。

那怎么知道自己是真饿还是情绪性饥饿？

下面这个列表可以帮大家区分真实的饥饿与情绪性饥饿。

身体饥饿	情绪饥饿
饥饿感发展得很缓慢	会突然想吃东西
想吃各种食物	只渴望某些食物
进餐后有饱腹感，并停止继续进食	可能会暴饮暴食，而不会有饱足感
对进食没有负面的感觉	对进食感到羞愧或负罪

如何停止情绪化进食？

虽然吃可以暂时缓解压力，但它也会产生更多的不良影响，包括体重增加、患炎症性疾病等，这些都会让你比之前更难过。控制情绪进食的关键是找到压力的根源并寻找应对负面情绪的方法，只有当你的情感得到满足了，紧张的神经得到舒缓了，这种暴饮暴食的问题才能被终结。

你不妨试试下面几个办法来缓解压力。

写日记。把自己的心情写出来也是一种情绪的发泄，还可以同时记录吃了哪些食物，这样做对于正确选择和控制饮食会有帮助。

动起来。经常做运动有助于缓解压力，即使是十几分钟的瑜伽和散步都能让紧张焦躁的情绪平复下来。

试试冥想。你可以通过冥想的方式使自己静下来，抑制对食物的冲动，很多研究都支持正念冥想对暴食症和情绪化进食有治疗作用。

清除垃圾食品。当人们压力大时最喜欢吃的大多是高糖、高热量的垃圾食品，例如，薯片、冰激凌、饼干等，家里不要储存这些食品。如果你实在需要用食物来缓解压力时，也要保证随手可得的是那些健康食物，如坚果、低糖水果、黑巧克力等。

保证充足的睡眠。充足的睡眠会让你神清气爽，有助于提高工作和学习的效率。反之，睡眠不足会提高皮质醇水平，使你压力更大，更容易暴食。

寻求帮助。当你感觉悲伤、焦虑、紧张或孤独时，及时寻求别人的帮助是非常有必要的，找家人和朋友聊聊天，或者去看心理医生，他们都能帮你舒缓负面情绪，不仅可以阻止你对食物的过度依赖，而且对身心健康也有好处。

心情不好、精神紧张或压力山大的时候就想吃东西，这是一种情绪化进食的表现，它困扰着很多人，甚至让人产生愧疚感并对自己失去信心。当你停止压力性进食后，你的体重可能会发生明显的变化，并且会感觉更好、更乐观。

写给没时间／没条件运动的你

对于不爱动的人来说，让他们每天在健身房坚持锻炼一小时简直就是不可能完成的任务。

热爱美食的朋友最大的梦想就是，不用节食，也不需要运动就能轻松瘦下来。首先要强调的是，生命在于运动，适当的锻炼对身体健康是非常有好处的。如果你实在没有时间天天去健身房，或没办法坚持跑步，或者就是懒得运动，那么你一定需要下面这些适合懒人的瘦身方法。

1. 小心碳水化合物摄入量

如果你不想锻炼又想减肥，那么碳水化合物可能是你的头号敌人。你每天吃进去的碳水会转化为糖原储存在身体中，糖原是能量的重要来源。

如果你不运动，就没有太多机会利用这些糖原，那么它们 90% 都会转化为脂肪。不爱运动又想减肥的你，最先应该考虑的就是尽可能少吃碳水化合物含量高的食物。

2. 间歇性断食是减肥利器

轻断食已被证明有利于减肥、改善大脑功能、提升皮肤健康、增强免疫力等。它能帮你非常有效地控制全天热量的摄入量，控制血糖水平，加速脂肪的燃烧。

如果你从来没有尝试过间歇性禁食，一开始可能会不太容易，但一旦适应了这种饮食和生活方式，你会爱上它的。

3. 用蛋白质来帮你控制体重

你可能会问：不能吃太多碳水化合物，那我该吃什么？答案是：蛋白质 + 蔬菜 + 健康脂肪。蛋白质能提高新陈代谢率，增强肌肉质量，并让你感觉更饱。这些都有利于减轻体重。优质蛋白质包括动物肉类、禽蛋类、鱼肉、海鲜等。

4. 远离甜食和垃圾食品

我明白，这一点对大多数人来说很难做到，包括我在内。地球人都知道，糖和甜食吃多了对身体不好，也容易长肉。薯片、爆米花、肉干、肉松、方便面、话梅、蜜饯等加工类食品也一样。但要彻底跟它们断绝关系实在是于心不忍，又无法割舍。这就需要一些自制力和毅力了。

为了减肥大业，必须适当地减少吃这些垃圾食品。我家孩子也从来不吃零食，我的做法就是不去买。当你嘴馋的时候家里没有货，就只能放弃，忍一忍，馋的感觉很快就会过去。

5. 多吃含膳食纤维的水果和蔬菜

纤维能帮助消化，预防便秘，还能减少饥饿感，比如低糖水果有蓝莓、草莓、黑莓、树莓、黄瓜、圣女果等，也可以多吃甘蓝、西蓝花等蔬菜。

6. 多喝水、黑咖啡和绿茶

多喝水能提高新陈代谢率，养颜排毒，控制饥饿感，减轻体重。

黑咖啡和绿茶中的咖啡因也同样可以提高新陈代谢水平，控制食欲。但小心不要在睡觉前喝咖啡和茶。

7. 改掉吃饭快、不专心的毛病

吃饭时候分心和吃东西太快，也很容易让你摄入更多热量而肥胖。你可以试试，狼吞虎咽地吃完一顿饭，是不是过不了多久就又饿了？

再试一下，一顿饭认真地吃，细嚼慢咽，感觉一下是不是很容易就会吃饱，而且也不容易饿。这是因为，细嚼慢咽相比狼吞虎咽，更容易激活饱食中枢，更容易获得吃饱的感觉。每一口饭都多咀嚼几下会帮你控制体重。

8. 好好睡觉

高质量的睡眠不仅能恢复体力，养足精神，还有助于减轻体重。

睡眠不足会引起饥饿感增加、瘦素抵抗、代谢失调、褪黑素减少、情绪不稳，甚至焦虑，这些都会导致包括体重增加在内的健康问题。保证每晚 8 小时以上的睡眠时间，可以帮你更好地控制体重。

9. 经常走走路

走路算不算运动？和在健身房那种真正的锻炼和跑步比起来，走路应该算是最容易做到的了。除非是严重的健康问题，你不可能整天都躺在床上或坐在椅子上不动。

即使是在室内来回走动，也能帮你消耗掉一些热量。每天晚饭后出去散散步，不仅可以放松精神，还能消食，对于控制体重相当有好处。

10. 保持良好的心态

积极乐观的心态对于保持健康的体重也很重要。精神压力大，焦虑紧张，抑郁，会让你吃得更多，还会提高皮质醇水平。

皮质醇是一种压力激素，使你的身体储存更多的脂肪和糖。你可以通过听音乐、散步、冥想、瑜伽等方式来给自己减压，放松心情。这些都会对减肥有帮助。

11. 适当喝些苹果醋

喝苹果醋减肥的话题由来已久，随便上网一搜一大把。简而言之，苹果醋之所以能减肥，主要是由于发酵的苹果中含有果胶，而这种果胶可以帮助降低脂肪含量。

怎么喝？在一杯温水中加 1 ~ 2 勺苹果醋，在饭前喝，一天 1 ~ 2 次。

12. 补充益生菌，改善肠漏症

地球上 80% 的人都有肠漏症。肥胖、体重增加，有可能是肠漏症在作怪，补充益生菌、改善肠道健康是最有效的办法。

上面提到的 12 种懒人瘦身法效果很好，只要你真正按照它们去做了，即使不运动、不节食，也会看到体重减轻。

对健康有害的食物和对健康有益的食物

10 种对健康有害的食物

先考虑个问题：什么是食物？

相信大多数人会说：食物当然是指那些能吃的，可以填饱肚子的东西呗。

实际上，真正的食物可不是这么简单。按照维基百科的解释：

食物是为生物提供营养的物质，来源通常是植物、动物、菌类，其包含着多种营养素，如碳水化合物、脂肪、蛋白质、水等，生物能够借由进食或饮用这些物质为自身提供营养、维持生命或愉悦感。

也就是说，真正的食物应该是可以提供营养的东西。这些营养物质能够滋养细胞，并作为燃料为身体提供能量。

天然的食物就是真正的食物。但是我们平时经常吃的食物大多经过了精加工，食物原有的营养成分几乎被破坏或者剔除掉了，只剩下热量。而且，在加工过程中，还加入了各种化学添加剂，比如防腐剂、膨松剂、稳定剂、凝固剂、增稠剂、人造色素、增味剂，以及添加糖等。

因此，加工工序越多，食物越没有营养，热量可能更高，而且对身体的毒性也越大。更严重的是，加工食品中的添加成分还会引起炎症，并影响身体中荷尔蒙的平衡，从而干扰身体发送、传输和调节信号的能力，最终导致代谢失调和各种疾病，例如，肥胖、糖尿病、心血管疾病、阿尔茨海默病和癌症等。

特别是下面列出的 10 种最不健康的食物，吃多了很伤身。

1. 罐头食品

罐头食品最早出现在 19 世纪初，目的是解决战争期间的食物保存问题。

在经过脱水、密封和加热等工序处理后，罐头食品可以在 1 ～ 5 年或更长时间内保持性质稳定并可安全食用。常被做成罐装食品的食物包括水果、蔬菜、肉类、豆类、海鲜和汤。

虽然食物的保质期延长了，但是，经过高温处理后的罐装食品经常会失去很多营养成分，尤其是其中的维生素可能被破坏。另外，为了延长保质期并且最大程度地保持食物的味道，工厂在罐装过程中还会添加大量的防腐剂、保鲜剂、色素、味精和盐。

如果这些成分摄入过多，又不能及时地排出体外，就会变成越来越多的毒性物质堆积在肝脏中。

2. 果汁饮料

很多人都喜欢喝果汁，尤其是小孩子。父母通常认为100% 的纯果汁非常有营养而且很健康，但真的是这样吗？

哈佛大学的一项研究发现，每天喝一份果汁可使患糖尿病的风险增加 21%。

为什么会这样呢？

原来，榨汁过程中会导致水果里的营养成分流失或被破坏，特别是膳食纤维。因此，与吃完整的水果相比，人体吸收果汁的速度更快，这会导致血糖和胰岛素水平发生更剧烈的变化。

另外，市售果汁中一般都会额外添加糖分、香料、食用色素或其他添加剂。这些成分都对身体有潜在危害。

3. 薯片

酥脆、咸香的薯片是很多人首选的休闲零食，很容易一不小心就干掉一整袋。

传统的薯片是将土豆切成薄片后油炸制成的，因此它绝对是一种高油脂和高热量的食品。

如果你偶尔吃几片解解馋可能不会对健康产生太大的负面影响，但是没有节制地吃个不停的话，你的身体里会发生什么呢？

第一，薯片属于油炸食品，含有大量热量和饱和脂肪。过量食用会引起心脑血管疾病，并且导致体重增加。

第二，也是主要的问题，薯片在高温油炸过程中会生产危害健康的副产品。特别是其中一种称为丙烯酰胺的化学物质，是一种神经毒素和致癌物。

总之，薯片吃多了会引发炎症，使身体产生更多的自由基，还会促发胰岛素抵抗，导致肥胖、高血压、心脏病，甚至癌症等。

4. 白面包

面包是一种非常受欢迎的烘焙食品，尤其是白面包，在中西方饮食中都很常见。

它美味松软，可以变换成各种不同的形状和口味，与其他食物搭配能 DIY 出上百种不同的吃法。

可是，在诱人的外表下隐藏的却是另一幅画面。

首先，白面包是用小麦面粉制作的。而小麦是经过杂交的，也就是说，它是一种经过基因改造的谷物。

因此与其他种类的谷物相比，小麦粉含有大量的麸质

（面筋）。这就是为什么用小麦粉制作出来的面食更蓬松和有弹性。但是，非常多的人都对麸质不耐受或者过敏，吃白面包或者其他用小麦粉加工成的面食会引起肠胃问题。

此外，面粉在加工过程中去除了其中的大部分营养物质，包括维生素、矿物质和纤维，最后剩下的只是空热量。

由于白面包中除了碳水化合物以外几乎不含其他营养成分，尤其是纤维，因此它的血糖指数非常高，甚至比糖的 GI 还高。

小麦胚芽中还含有一种称为凝集素的物质，它会刺激肠道内壁，引起漏肠症或者不同程度的过敏反应。

凝集素还可能刺激和破坏血管内膜，从而导致心血管疾病和其他炎症性疾病。

5. 碳酸饮料

可乐、芬达、雪碧等碳酸饮料因为其独特的冰爽口感成为很多人夏季消暑解热的必备之品。但是碳酸饮料的危害却很少有人真正了解。

你有没有发现，像可乐、雪碧等饮料很容易让人上瘾，这是因为它们是含有咖啡因的，而且非常甜，还有特殊的口感，这几点都会让人越喝越上瘾。

除了含糖量高会导致体重增加以外，经常喝碳酸饮料还有一些更大的危害。

·引起骨质疏松。碳酸饮料中含有大量的磷酸，它们会影响人体对钙质的吸收。

·腐蚀牙齿。碳酸饮料中含有两种酸性和稳定性较强的物质，它们分别是磷酸和柠檬酸，摄入过量会腐蚀牙齿。

·影响消化。饮用碳酸饮料会导致腹胀和胃酸倒流，并且使肠易激综合征（IBS）患者的症状更严重。

·营养不良。碳酸饮料会影响蛋白质、纤维、维生素等营养物质的吸收，时间长了可能导致营养不良。

6. 能量饮料

几乎所有关于能量饮料的广告都号称能为人体提供能量，消除疲劳，但那些不过是宣传的伎俩和噱头。它们到底是什么东西呢？实际上它们是兴奋剂。

能量饮料含有大量的咖啡因，刚开始喝时，你可能会感觉特有精神，但是喝多了，提神醒脑的效果就没那么明显了。于是，你会喝更多，最终有了成瘾性，是不是很耳熟？

能量饮料的坏处还不止这些。

咖啡因喝多了会扰乱心脏功能，导致心悸、心律失常和血压升高。

另外，能量饮料的含糖量很高，摄入过多会引起慢性炎症，并导致许多炎症性疾病，比如肥胖、非酒精性脂肪肝、癌症、糖尿病和心脏病等。

最后，很多年轻人喜欢把能量饮料和酒混着喝，觉得这样的组合即使喝醉了也仍然可以精力充沛。而实际上，能量饮料的刺激作用会掩盖酒精的抑郁作用，这会让你喝得更多，并增加酗酒的风险。

7. 加工肉类

为了延长保存时间，工厂会通过腌制、盐渍、熏制、脱水或罐装的形式来处理肉类。

加工肉类（熟食肉）包括香肠、热狗、意大利腊肠、火腿、培根、腊肉、牛肉干、肉罐头等。

这类肉食吃起来很方便，保质期相对来说也更长，但是它们对身体的危害可不小。

除了含有大量的盐分和糖以外，加工肉中还添加了亚硝酸盐、亚硝胺、BHT（二丁基羟基甲苯）、味精和人造色素等乱七八糟的化学成分。添加这些东西的目的是让肉食看起来更新鲜，并且让你的大脑以为它们很好吃，还能防止细菌滋生。

经过加工的肉食方便烹饪而且味道也不错，保质期又长，听上去很诱人，但唯一的不足是伤身。长期和大量食用加工肉类可能会增加患许多慢性疾病的风险，比如高血压、心脏病和癌症，尤其是胃癌和肠癌。

8. 速食麦片

速食麦片是一种非常简单和方便的食物，很多学生和上班族都喜欢把它当早餐。铺天盖地的广告也极力宣传早餐麦片如何健康有营养。

但真实情况如何呢？

通常来说，早餐麦片由加工过的谷物制成，可以跟牛奶、酸奶、水果或坚果一起食用。速食麦片在加工过程中一般都会添加大量的糖，而经过精炼处理后的谷物中几乎不含纤维，因此更容易消化。如果以这样一顿高糖早餐开始新的一天，你的血糖和胰岛素水平会迅速飙升。

用不了多久，当血糖崩溃时，你很快就会再次饥肠辘辘，无心工作或学习，从而造成暴饮暴食的恶性循环。

过量摄入糖分，也会增加肥胖、患 2 型糖尿病、心脏病和癌症的风险。

9. 低脂产品

这么多年来，专家们一直告诉我们低脂或脱脂牛奶（酸奶）更健康，更不容易长肉。实际上，任何标记为脱脂或低脂的产品可能都没有我们想象的那么健康。

乳制品特殊的香味和丰富的口感主要来自其所含的脂肪，这些天然存在的脂肪是一种对人体有益的优质脂肪，它们还具有饱腹的作用。但是当减少或彻底去除脂肪后，乳制品就失去了它原有的风味以及饱腹性。因此，为了提高低脂或脱脂产品的口味和质地，就必须添加糖、人造香料、人造稳定剂和增稠剂等，其实这样反而破坏了食物。

事实上，现在越来越多的研究显示，全脂乳制品并不像传说中的那么可怕。

在一项历时约 15 年的研究中，科研人员对参与者血液中的乳脂肪生物标志物与糖尿病的关系做了深入的研究，研究结果显示，较高浓度的乳脂肪生物标志物居然可以降低糖尿病的患病风险，而不是提高。

换句话说，就是全脂乳制品（如全脂牛奶）可能比低脂乳制品（如脱脂牛奶）更健康。

不仅如此，发表在《美国临床营养学杂志》上的另一项研究结果更是让人大跌眼镜。这项研究对 18000 名年龄 45 岁以上的健康女性进行了为期 11 年的追踪随访后发现，每天摄入全脂乳制品的人比摄入低脂乳制品的人体重增加或患肥胖症的比例更低。

这类研究还有很多，但它们的一致结论是：与全脂乳制品相比，低脂乳制品没有任何好处。

下次再去超市购物时，你还会犹豫该买哪类乳制品吗？

10. 反式脂肪

它有很多别名让你不容易识别出来，如氢化植物油、氢化棕榈油等；又如带"人造"两个字的，人造奶油、人造黄油等；还有隐藏更深的形式，如起酥油、植脂末、麦淇淋、奶精、精炼植物油、雪白奶油等。

10 种对健康有益的食物

大家应该吃各种各样原形的食物来补充身体需要的营养物质，当你的身体变健康了，相应的症状和指标就会改善，肚子里那么多肥油光想着吃药来降糖、降压、减脂是不现实的。以下 10 种特别健康的食物建议你把它们加到你家的购物车里。

1. 非淀粉类蔬菜

绿叶蔬菜，花菜类，比如生菜、菠菜、空心菜、茼蒿、油麦菜、西蓝花、豆芽、白菜、包菜等，含有丰富的矿物质和维生素，碳水化合物、淀粉和糖都非常低，多吃也不怕。

2. 浆果、莓果类

可以吃一些浆果、莓果类的低糖水果。我们的祖先可能会吃一些水果，但他们的水果又小又酸，而且是季节性的。所以人类从来没有像现在这样，一年 365 天都能吃到齁甜多汁的大水果，即使它们可能含有一些营养物质，但它们确实含有太多糖。如果已经胖了，脂肪肝了，暂时先戒掉这些高糖水果。

大多数人需要有节制地吃水果，不要吃太多，大家知道果糖、葡萄糖是导致脂肪肝和大肚腩的原因之一，含果糖和葡萄糖最多的还是零食、甜品、饮料、奶茶里的果葡糖浆。当然如果水果吃得太多，也会摄入太多的果糖。有些人会说爱吃水果怎么还没有胖呢，那可能只是暂时的哟。

浆果含糖量低，纤维含量高，包括草莓、黑莓和蓝莓，减脂的朋友也可以适当吃一些。

3. 肉类

动物蛋白给人体提供全方位的必需氨基酸，它们是人类长期生存的主要食物，尤其是含脂肪那种，提供了足够丰富的营养，包括牛肉、猪肉、鸡肉、羊肉、兔肉等，当然还有鱼类。我们祖先很喜欢吃鱼，例如鲑鱼、沙丁鱼、三文鱼等，鱼类提供了丰富的 ω-3 脂肪酸。

当我们选择动物蛋白的时候，首先问问自己，这些动物吃的是什么？如果它们吃的也是健康的食物，那我们吃这些肉类也能获得非常好的动物蛋白。

比如谷饲和草饲的牛肉，你会选择哪种？我会尽量避免谷饲的牛肉。因为牛应该吃草而不是吃谷物，给它喂谷饲的原因是这样可以让牛长得更快，饲养周期更短。牛就应该吃草而且只吃草，吃草的牛，它的 ω-3 与 ω-6 的比例最合适。

同样，鱼也是一样，野生捕捞的鱼更好，因为鱼塘饲养鱼，就像饲养牛一样，喂的都不是它们理应吃的东西。

4. 鸡蛋

你需要高品质的鸡蛋。

如果母鸡过着自然健康的生活、可以到处跑，自由寻找到虫子、草和种子，必要的时候补充一些谷物，那获得的鸡蛋自然就是高品质的。

如果我们给母鸡喂各种饲料、圈养它们，活动范围也很小，下的鸡蛋自然是缺乏营养，不那么好的鸡蛋。

5. 油脂

脂肪被妖魔化了。

我们身上的肥肉不一定来源于我们吃的脂肪。我们身上的肥肉是由脂肪合成激素，主要是胰岛素，它将果糖、蔗糖、淀粉及糖类加工食品转化成脂肪储存起来的。

如果你吃的东西不会促进胰岛素的大量分泌，那么脂肪就没有问题。像黄油这样的脂肪是可以吃的，还有有机初榨橄榄油、椰子油，以及猪油和牛油如果是从高品质的动物身上榨取而来的也没问题。

这里要提醒大家，大多数杀虫剂、多数毒素和激素都是脂溶性的。所以你要摄入有机干净的油脂，购买健康的油脂，否则你吃进去的油可能就是浓缩毒素的劣质油。

6. 坚果

坚果是一种非常健康的食物，但不能吃超了。它们确实含有较多的 ω-6 脂肪酸，搭配其他食物适量摄入坚果是非常健康的。有些人一天到晚不停地嗑瓜子，吃花生、腰果，往往超过了上限。

最好选择生的坚果，因为生的坚果可以保留更多的营养，炒过或加工的就会失去很多营养。另外，选择碳水化合物含量低、脂肪高的坚果，推荐巴西坚果、山核桃、核桃和少量杏仁，它们的纤维含量很高，蛋白质含量也不错，所以你会从中得到很多营养物质。

7. 种子

比如奇亚籽、亚麻籽和南瓜子。

奇亚籽含有丰富的膳食纤维、蛋白质和健康的脂肪，尽管总碳水化合物看起来很高，但它几乎全是纤维，是不可吸收碳水。因此，奇亚籽净碳水非常低，含量在 3% ~ 4%。同时奇亚籽和亚麻籽是植物中含 ω−3 脂肪酸最高的。

8. 牛油果

牛油果可以算作超级食物。它是奶油状的，含有大量天然脂肪，就是我们通常说的好油。

这种脂肪能帮你降低坏的胆固醇水平，你可以用勺子舀着吃，甚至可以作为进行低碳生酮饮食期间的主食。在生酮饮食期间要转化观念，脂肪要摄入最多，因为我们的身体已经是脂肪供能。

9. 根茎类蔬菜

根茎类蔬菜含有大量淀粉，是植物的能量储备，如山药、红薯、土豆等。当然，已经胖了的朋友在低碳生酮时要避免吃这些淀粉类蔬菜。

但是如果你的胰岛素抵抗缓解了，达到了目标体重，并且稳定一段时间后，你就可以适当摄入这些含淀粉根茎类的蔬菜。因为即使你体重达标了，也不建议再恢复到曾经的三餐米面，甚至中间还加餐、吃零食这种让你发胖的饮食方式。

10. 香草和香料类

例如，大蒜、生姜、姜黄、肉桂、香菜、迷迭香等很有营养，它们含有丰富的微量营养素、矿物质和维生素，把这些作为香料调味可以让我们的食物变得更美味。

图书在版编目（CIP）数据

减脂控糖 / 唐黎之著 . —天津：天津科学技术出
版社，2024.6（2025.5 重印）

ISBN 978-7-5742-1999-1

Ⅰ . ①减… Ⅱ . ①唐… Ⅲ . ①减肥—普及读物 Ⅳ .
① R161-49

中国国家版本馆 CIP 数据核字（2024）第 078023 号

减脂控糖
JIANZHI KONGTANG
责任编辑：张建锋
责任印制：赵宇伦

出　　　版：天津出版传媒集团
　　　　　　天津科学技术出版社

地　　　址：天津市西康路 35 号
邮　　　编：300051
电　　　话：（022）23332397
网　　　址：www.tjkjcbs.com.cn
发　　　行：新华书店经销
印　　　刷：嘉业印刷（天津）有限公司

开本 880×1230　1/32　印张 8.5　字数 240 000
2025年5月第1版第6次印刷
定价：59.80元